心臟
不會跟你說謊

台大心臟科權威 蔡佳醍醫師
帶你認識那些你應該知道的心臟大小事

國立台灣大學附設醫院心臟內科教授

蔡佳醍 醫師◎著

本書是蔡佳醍醫師多年來研究與臨床經驗的精華彙集，其內容普遍適用於一般成年人；
但由於個人體質多少有些互異，若在參閱、採用本書的建議後仍未能獲得改善或有所疑
慮，建議您可前往醫院做詳細的診斷，才能為健康做好最佳把關。

CONTENTS

Part 1　過去與現在
── 心導管的歷史

Part 2　準備好，就不怕了
── 心導管術前術後不慌張

Part 7　心跳過緩、常昏倒的你，不必慌張
—— 心律調節器及去顫器植入

Part 8　走路好痛，腳血管塞住，讓我來幫你
—— 下肢動脈心導管

Part 9　面對高血壓，吃藥不是唯一的途徑
—— 腎動脈神經電燒

Part 10　為中風的歲月，找到生機
—— 腦血管疾病的心導管治療

Part 11　別怕！心導管手術沒那麼危險
—— 心臟加護病房及葉克膜

Part 12　心血管 Q&A　225

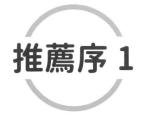
推薦序 1

　　根據衛福部所公布的資料，心臟疾病一直是國人十大死因的第二名，而台灣在 2021 年因為心血管疾病所死亡的病人更是超過 2 萬人！由於飲食西化、國人平均壽命增加，相信你我周邊的親朋好友很多人都有心臟病。但是，什麼是心臟病？常見的心臟病有哪些？罹患心臟病後又需要安排哪些檢查與治療？這些治療有哪些併發症與副作用？除了健保所提供的治療外還有哪些可以使用自費的新型治療？這些問題相信不只心臟科的病人很有興趣，一般民眾，甚至為人子女的也會很想知道。

　　在這本書裡，蔡佳醒教授把上述所提到的問題通通整合在一起。閱讀這本書除了可以從蔡教授深入淺出的說明，了解各項常見的心血管疾病外，更可以從疾病的預防、治療方式、治療風險、注意事項對這些疾病有更進一步的認識。

　　此外，這本書也把常見的傳言與迷失一一點破。像是當懷疑病人發生腦中風或心肌梗塞時，最要緊的是趕緊把病人送醫，爭取黃金治療時間，把阻塞的血管打通。在媒體的渲染下，很多民眾都對葉克膜有過多的期待，誤以為葉克膜可以治百病。事實上，葉克膜只是替病人爭取更多時間，讓病人的疾病能夠獲得進一步治療的短暫醫療行為。而葉克膜也可能會併發一些嚴重的副作用，這些都是家屬在接受病人放置葉克膜前所需要知道的。諸如此類的例子，這

本書除了有詳細的說明外，更穿插了真實易懂的案例分享，讓病人跟家屬在接受治療時能夠更清楚自身的狀況，減少無謂的恐慌。

　　我與蔡教授有非常深厚的交往，他是我學生的學生，所以也算是忘年之交。蔡教授在我的跨世紀基金會曾經擔任董事，與我們一起為心臟醫學醫療研究貢獻許多心力。另外蔡教授是位非常傑出的心臟科研究學者，獲獎無數，包括多次獲得跨世紀基金會研究獎助，台大醫學院及台大醫院傑出研究獎、國科會吳大猷先生紀念獎、國科會最高榮譽的傑出研究獎、李鎮源院長紀念醫學獎、青杏醫學獎、姜必寧獎、有庠科技論文獎等，且目前擔任國科會心臟學門召集人及台灣醫學會雜誌編輯，算是在心臟學界擁有非常崇高的地位。蔡教授在台大醫院病人也是排行前幾名的多，因此對於治療各種心臟病相當有經驗，我也常常跟蔡教授一起討論各種心臟病的機轉跟治療，教學相長，甚是愉快！

　　面對日益增多的心血管疾病該怎麼辦？我相信蔡教授所撰寫的這本書可以回答大多數人心中的疑問，而且這本書不只是對一般民眾有幫助，對醫療專業的醫師或甚至是心臟科醫師也是一本值得拜讀的書，我鄭重推薦這本書！

國立台灣大學醫學院內科 名譽教授
財團法人跨世紀醫療促進基金會 董事長

連文彬

推薦序 2　遠離心臟血管疾病的精準健康對策

台灣在醫療保健及公共衛生的進步，深受各國驚豔。台灣在 2022 年中的 NUMBEO 健康照護指數，高居世界首位。在政府與人民的共同努力之下，很多重要疾病的死亡率都顯著下降。舉例來說，子宮頸癌曾經名列台灣女性十大癌症死因首位，但從 1995 年推動子宮頸抹片以來，子宮頸癌死亡率已經大幅下降，證實早期篩檢的重要性。肝癌曾經是台灣男性十大癌症死因首位，肝硬化與慢性肝病排名第四大死因，自從 1984 年推動 B 型肝炎疫苗接種、2003 年推動慢性病毒肝炎治療以來，肝癌死亡率已下降 40%，肝硬化與慢性肝病也降為第十大死因。

然而，心臟血管疾病目前仍占了台灣十大死因的三項，包括第二大死因的心臟疾病、第四大死因的腦血管疾病、第六大死因的高血壓性疾病。心臟血管疾病的治療，除了藥物之外，心導管介入治療也很重要。台灣的全民健保努力全面照顧心臟血管疾病患者，讓心臟專科醫師引進更先進的心導管介入技術和醫材，使台灣的心導管介入治療在亞洲居於領先地位，也常常在國際會議發表重要臨床研究成果。

蔡佳醒教授畢業於台大醫學系及臨床醫學研究所博士班，他專精於電氣生理學及冠狀動脈介入治療。經由他實行心律不整電燒手

術、心房顫動肺靜脈間隔手術、冠狀動脈支架置放手術的患者不計其數。他是一位仁心仁術、視病猶親的良醫，最難能可貴的，是在2013 年引進一項嶄新的心導管技術，讓心房顫動病人可以避免發生服用抗凝血藥物而出血的副作用，並且可以預防中風。台灣已經超過一千多位病人，受益於這項新技術。

蔡教授除了醫術精湛以外，更專精於基因及分子生物學，他在著名國際學術期刊，發表了數篇和心臟疾病相關的基因及分子生物學的研究論文，對於心臟血管疾病的預防醫學，以及罹病風險的預測，提供很好的實證資料，嘉惠世人健康。

未來的健康照護，將會朝向精準醫學發展，包括預防醫學、預測醫學、個人化醫學、參與醫學四個面向。健康照護模式也會由目前照護者驅動的「疾病治療」，演進成被照護者驅動的「疾病預防」。要達成這項目標，一般民眾對於疾病的成因、預防、篩檢、診斷與治療，必須具備基本知能，才能主動參與健康促進、疾病預防和早期發現。

很高興看到蔡教授在忙碌的臨床、教學與研究工作之餘，能夠參考自己的傑出研究成果，以及最新醫藥科技進展，利用他深入淺出、簡明易懂的生花妙筆，撰寫這本精彩的醫藥保健好書，讓民眾能夠更加深入瞭解心臟血管疾病，更能夠主動參與心臟血管的健全維護，遠離心臟血管疾病的危害。希望讀者們藉著閱讀這本好書，能夠更健康、更長壽、更平安、更喜樂！

前衛生署署長、第 14 任副總統
陳建仁

推薦序 3

　　台灣已邁向高齡化的社會，心血管疾病一直是國人健康的殺手，在十大死因中，有三項就和心血管系統有關。尤其每次寒冷的冬季，急性冠心症的發生率都會大幅上升，一些民眾或是長輩，因為對心血管疾病不了解，而忽略了早期的症狀，甚至聽信偏方，對健康影響甚鉅。因此民眾都應該對心血管疾病的成因及治療有進一步的認識。蔡佳醒教授畢業於台大醫學系及臨床醫學研究所博士，是我優秀的後進同事，專精於心律不整、心房顫動電燒手術、冠狀動脈支架置放手術。近年來更鑽研於結構性心臟疾病的導管介入治療，像是左心耳封堵術及主動脈瓣置換手術，目前也是這兩項手術的國際指導醫師。蔡教授治癒的患者不計其數，嘉惠無數病人。很高興他願意將數年的臨床經驗，透過書籍來讓國人進一步深入瞭解心血管疾病的治療。

　　很榮幸能受邀為這本書寫幾句話，個人主要從事於肝臟外科及器官移植工作，和心臟疾病治療看似不相干，也許我們比較有充足的時間和家屬及病患說明及討論。對心血管疾病患者同樣要有完整詳實的說明，然而心血管疾病和肝病不同，有時症狀來的又急又快，像是急性心肌梗塞、致命性心室頻脈或是心搏過慢，都是需要立即心導管介入治療。病患或是家屬通常都需要在當下立即和醫師決定治療方式。相信透過本書專家的說明，民眾一定能夠更容易認識心血管疾病的成因和治療方式，當家人遇到需要接受心導管介入治療時，也能和醫師討論後更快速做出正確的選擇。個人忝為心導管診斷治療的受惠者，深切瞭解擁有這方面常識的重要性，樂於推薦這本深入淺出，易於瞭解的刊物，讓我們共同為國人的健康把關！

義大醫療財團法人先進醫療委員會 主任委員、台灣大學 名譽教授

李伯皇

推薦序 4

現今忙碌的社會，從年輕到年長，不論是為了生活或不同的理想目標在打拼，「健康」卻是每個人都應該注意及追求的。因為醫師的身分，身旁的親朋好友常常會詢問我很多醫學上的問題，尤其以心血管問題居多。一般民眾心血管疾病或是心導管治療的知識或許能從網路上獲得，然而網路上的資料不一定都正確，或大多也都是簡略介紹。

蔡佳醍教授——知名的心電生理和心導管介入治療專家。我與他相識甚久，從他醫學生時代開始就是我在台大醫院的優秀學生。從很多接受過蔡教授治療的病患描述，從疾病的解釋、治療的方式、和治療的成效，大家都對蔡教授十分推崇。蔡教授要寫書詳細介紹心臟疾病及心導管介入治療，泰源深表敬佩。

所謂上醫醫國、中醫醫人、下醫醫病，我一直期許醫師或醫療同業人員能夠走進社會，多替我們的民眾解決問題。蔡教授能夠在台大醫院繁重的研究、醫療服務和教學工作下，騰出英文論著的寫作時間，完成這本中文著作，泰源十分欣慰。

這本大作從心導管支架置放、心律不整電燒，心律調整器置放，到最新的心導管瓣膜修補及置換、及腎動脈電燒都有詳細的介紹，社會大眾一定能夠藉由這本書一窺心導管介入治療的全貌。由衷希望更多人能夠閱讀這本書，讓我們的國人更健康。

立法委員、醫師全聯會 榮譽理事長、國立台灣大學 名譽教授
邱泰源

推薦序 5　杏林春暖，保守您「心」

　　人體心臟血管心導管介入治療發展已日新月異，除了冠狀動脈支架植入外、在電燒手術、先天性心臟病治療、及瓣膜性疾病的治療都有很多新的技術和治療選擇，然而由於其高度專業性，即使是一般醫師對於心導管介入治療，都不易獲取最新的醫療發展資訊。一般民眾要決定接受何種心導管治療，僅能憑靠門診短短數分鐘的醫師解釋，而各醫療網站或是各醫院的門診網站對於心導管也僅係概略相關資訊介紹，面對生死交關抉擇，民眾必然有著諸多疑惑。

　　曩昔家嚴、家慈曾於嘉義市開設順天堂醫院，本人是醫師亦長期從事預防醫學之研究與服務工作，曾擔任醫師並獲美國約翰霍普金斯大學公共衛生學碩士，並長年接觸民眾和病患，深知心臟疾病一直蟬聯國人十大死因的第二名，一般民眾及病患迫切想進一步了解該項疾病，一直期待能有一本合適的書籍，詳細說明複雜的心臟疾病和先進的治療方式，作為預防及治療的參考。本人在擔任監察院院長期間，認識在百忙之中前來支援監察院門診的國立臺灣大學醫學院醫學系蔡佳醒教授，其支援監察院門診期間，給予監察院同

仁們高品質和即時的醫療服務，當時就一直期許蔡教授能夠藉由專業知識，將心臟學及心導管的知識能普及讓社會大眾多所認識，讓更多民眾了解並進而作更好的預防保健。

蔡教授畢業於臺灣大學醫學院醫學系，為心臟專科醫師。不僅是非常優秀的心導管介入治療專家也是心電生理治療的專家，更有著一顆善於體恤病人的心，民眾對於蔡教授精湛醫術及耐心說明都讚譽有加，各地感謝函更是佳評不斷；監察院同仁對於蔡教授的醫術和細心也都稱讚不已。今日這本書由蔡教授依多年來治療病患的經驗，以淺顯易懂的方式，介紹心導管介入治療的現況，尤其著重在解答病患的各種疑問及注意事項，一本非常適合一般民眾及醫療人員閱讀的書籍。

蔡教授從事繁重的醫療工作之餘，猶惦記國人健康，公餘仍勉力撰述此書以服務國人，除讓我們得以一窺高深的專業知識外，又可從寶貴的知識中獲得心情的安定與充分的諮詢。「生命無價、視病猶親」，蔡教授經由醫學「研究、教學、服務」的親身實踐，真正落實醫者的精神，感佩之餘，聊贅數語共勉之。

前衛生署署長、前監察院長

張博雅

推薦序6　發現認識「心」大陸

　　這三年的新冠疫情，不僅打亂了社會、經濟、及生活各層面，也讓大家更瞭解到「只有健康才是真的」，絕對是至理名言。因此有人說「快樂與痛苦之間，富有和貧窮之間，只有一場病的距離」。可惜這世上最買不到的就是後悔藥，很多人必須等到身體生病了，才領悟健康的重要性，一旦恢復了，又「好了傷疤忘了疼」，不好好保養，照樣胡吃海喝。其實治病是醫生的事，但是了解身體是我們自己的事，醫生只能幫你恢復健康，並沒有辦法幫人促進健康，「年輕時人找病、年紀大了病找人」，不及時養生，將來勢必養醫生！

　　雖然很多人聞癌色變，但是由於飲食生活的西化，加上現代化工業化的腳步，目前心血管疾病已成為全世界生命及健康最大的威脅。台灣每年公布的十大死因，除了癌症外，心血管疾病，包括高血壓、腦中風、冠狀動脈硬化等，一直是名列前茅。加上糖尿病也常有心血管的併發症，其相關個案的死亡率總合甚至超過個別癌症，三高（血壓、血脂、血糖）的盛行狀況只有更壞更惡化。心臟一旦

停止跳動也意謂生命的結束，如何對心臟病多了解一點，平時養心護心，才不會心頭一直籠罩陰影而心神不寧。

　　蔡佳醍教授是台大心血管中心中生代的中流砥柱，在研究上屢屢有新的突破及獲獎。他這本《心臟不會跟你說謊》，從心導管的歷史談起，因為此一劃時代技術的發明，將心臟疾病的診斷及治療創新，包括冠狀動脈疾病、心律不整（頻脈、不整脈和緩脈）、心臟瓣膜等過去只能靠手術或藥治療等疾病，都能一次搞定，甚至對心臟的病理和生理也有了新的認識。不僅如此，甚至由心臟擴及到下肢周邊動脈阻塞，腦血管阻塞（腦中風）及高血壓（腎動脈）的治療。當然熱門的葉醫師（葉克膜），也在本書有完整的介紹。

　　蔡教授以他豐富的學養，清晰簡潔的文筆，將艱深難懂的醫學知識化為言簡意賅淺顯易懂的文字，民眾讀後會因為瞭解所以解除莫名的恐懼，發現「心」大陸，而做好自己身體，特別是心臟的保健，是一本專業人員及一般民眾都值得居家擁有的好書，本人大力鄭重推薦！

台大醫院院長
吳明賢

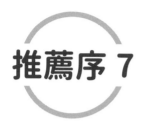

推薦序 7

臨床上我們常遇到病人被診斷出某個疾病後，惶惶不知所措，對於後續所需進行的治療一無所知，不知道接下來該怎麼辦？蔡佳醒教授撰寫的這本書是病友們的及時雨，讓病友們在第一時間內，隨手翻閱就可以對自己所罹患的心臟病有多一點的認識，增進對疾病的瞭解，對於接下來醫師將安排的檢查與進行的治療，尤其是侵入性的心導管治療方面，有更深一層的認識，在面對治療時就不容易害怕過度擔心。

由於醫療的進步，目前對於心血管疾病的治療也大有進展，這本書的內容非常的豐富，在這本書裡，蔡教授除了詳細介紹常見的心血管疾病外，對於近來大有進展的心導管介入性治療也多所著墨。以往很多需要大費周章的治療，像是治療主動脈狹窄的瓣膜置換開胸手術，或者是因為下肢動脈血管塞住所需進行的截肢手術，目前都可以使用心導管的方式來處理，幾乎沒有遺留任何傷口而且可以早期治療，除了降低治療的風險外，也可以大大的改善病人的生活品質。此外像是治療老年人最容易發生心房顫動所引起的腦中風，蔡教授是台灣第一位把最新的左心耳封堵心導管術引進台灣來治療這個病的醫師，另外無導線心律調節器植入，蔡教授也是台灣執行這項新穎手術的先驅者之一，這些新的醫療技術，在這本書裡都有詳細的介紹。這是心臟病的病友們最需要與渴望知道的，但也是目

前坊間健康書籍所缺乏的。這些問題由蔡教授在書裡替大家一一做解答是最好不過了！

　　蔡教授從以前就是我們台大醫學院裡一位優秀的年輕學者和醫師，除了臨床經驗非常豐富，心臟相關的研究也做得非常突出，更是一位優良的老師，數度獲得優良教學獎項，因此由他來撰寫心血管疾病相關的衛教內容，非常的適合。

　　整體來說，閱讀這本書可以舒緩病友們的心理壓力。由於知道醫生接下來將做什麼檢查與治療，這段期間自己能做什麼與需要注意什麼都可以預先知道，病友們在面對心臟病時也不會那麼緊張與害怕。這本書的問世是病友們的一大福音，我很推薦這本書，希望您們也喜歡這本書。

台大醫學院院長
倪衍玄

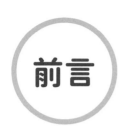 認識心血管系統，
健康加分，知識大提升

　　心臟疾病蟬聯國人十大死因的第二名已久，僅次於惡性腫瘤。常見的心臟疾病包括心肌梗塞、心律不整、瓣膜性疾病形成的心臟衰竭等等。近年來除了藥物的進步，還有心導管介入的發展，讓這些病患能夠及早治療，避免產生嚴重併發症甚至猝死。

● 人體水電工——心臟內科醫師

　　我們的心臟構造，就好比一間房子，裡面有四個房間，分別代表著左右心房和左右心室。房子內的水管就代表心臟的冠狀動脈，如果發生阻塞，產生心絞痛或心肌梗塞，就必須用心導管治療以打通。房子內的電線通路就代表心臟的傳導系統，若發生傳導系統短路或異常，產生心律不整，可以用心導管電氣燒灼介入治療。因此有些心臟內科醫師都把自己比喻為人體水電工，主要工作就是在通水管和修理電線。

● 心臟支架的錯誤認知，溝通阻礙大

　　一般民眾對於心臟疾病和心導管介入治療的認知，大多來自於媒體或是鄰居間口耳相傳。尤其每當有知名人士因為心因性休克而猝死的消息，就會有許多民眾到醫院諮詢自己胸口不舒服是否需要裝支架？這是因為大部分的民眾都認為心臟有問題就要放支架，但

其實很多時候心臟的問題並不是冠狀動脈狹窄，而是瓣膜疾病或是電氣傳導系統的問題。然而真正遇到需要裝置支架的情境，像是急性心肌梗塞需要接受緊急心導管手術，需要立刻決定要裝置何種支架的時候，一般民眾因為對心導管和支架種類不瞭解，而不容易下決定，或是匆促做下決定之後又後悔。若是大家平時就對心導管介入手術有概念，真正遇到需要治療的情況，比較能清楚瞭解醫師的解釋，也比較能針對該注意的事項和醫師討論。

● 心導管專家，帶你輕鬆建立心臟知識

筆者依自身在醫學中心 20 年以上眾多病人豐富的心導管介入經驗，利用淺顯易懂的方式，詳細為大家介紹各種心臟疾病及心導管介入治療的方式，還有術前和術後需要注意的事項，並說明手術可能發生的併發症及很多病患都會擔心的事情。筆者對本文提到的每一項心導管手術都相當有經驗，因此本書幾乎囊括了所有心導管手術的必備知識，而且筆者也都更新了目前最新的知識，期許這本書的內容能夠讓民眾更瞭解心導管的治療，更注意自身心血管系統的健康，讓我們一起為提升國民健康加油。

蔡佳醍

亞里斯多德曾經說過：「在所有內臟中，只有心臟無法承受嚴重的損傷」。古人認為當人生病時，有可能是心臟出了問題，所以心臟自古以來就一直被當成人類的靈魂與生命所在，心臟也因此被蒙上了一層神秘的面紗。古代的人想要研究心臟，只能從死去的動物或者是人類身上瞭解心臟的結構，對於正在跳動的心臟，卻無法直接一窺心臟到底出了什麼問題。

1

過去與現在

心導管的歷史

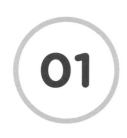

心臟檢查的關鍵鑰匙
—— 心導管的發明

　　心導管的發展歷史可以根據安德烈・庫爾南（André Frédéric Cournand）所描述：「心導管首先是由克勞德・伯納德（Claude Bernard）於 1844 年在一匹馬上面所執行的。」當時是把管子從馬的頸靜脈和頸動脈進入血管內探查，並且把導管逆行運送進入到馬的左右心室。但是也有人持有不同的看法，他們認為斯蒂芬・哈利希爾（Stephen Haleshyl）早在 18 世紀就經由馬的股動脈插入導管，並且量測馬匹的血壓，以便紀錄一分鐘內有多少血液通過馬的心臟，所以哈利希爾才是心導管的發展先驅。不過，無論誰是第一個進行心導管檢查的人，他們都將心導管視為一種新的科學研究方法以應用在心臟的生理學研究中。

　　正如同庫爾南在 1956 年 12 月的諾貝爾演講中所說的：「心臟導管（Cardiac catheterization）是一把開鎖的鑰匙」。身為轉動這把鑰匙的團隊，庫爾南和他的同事們把人類帶領到一個可以理解心臟功能的新時代。因為心導管的發明，以往無法直接觀察心臟，或是量測心臟內壓力與血流變化的情況有了不一樣的進展。

在伯納德發表了他們在心導管方面的研究後，沙沃（Chaveau）和馬雷（Marey）也接著在 19 世紀發表了他們測量動物心臟內壓力的成果。透過心導管所量測的數據，我們能夠確定心室收縮與心尖搏動是同時進行的。除此之外，心導管也首次被應用在左心室和主動脈的壓力測量。從此之後，使用心導管來量測心臟的功能數據大為盛行，這也開啟了另一個研究心血管動力學的時代，促進許多可以應用在生理學上的重要技術與原理的發展。

✚ 歷史的巨人，偉大的發明家──沃納・福斯曼

到了 20 世紀，沃納・福斯曼（Werner Forssmann）首次大膽的將心導管應用到人類身上！他突發奇想地將一根長約 65 公分的導管穿刺進入左肘靜脈，並且在 X 光的引導下把導管順著血流進入他的右心房，然後用胸部 X 光片來記錄導管的位置。也就是在這歷史性的一刻，心導管才真正跨越那神聖不可碰觸的領域──人類的心臟！而且是顆活生生正在跳動的年輕心臟！在完成這項創舉後沃納・福斯曼持續埋首於心導管研究，由於這項偉大的貢獻，讓他與庫爾南和狄金森（Dickinson W）及理查茲（Richards）於 1956 年共同獲得諾貝爾生理學或醫學獎！

福斯曼也曾寫下一段文字來描述為何他會如此執著於心導管相關的研究呢？他是這樣寫的：「如果心臟突然停止跳動，像是急性

休克或者是心臟突然急性惡化時，我們必須趕緊給予病人藥物治療。在這種危急的情況之下，如果我們可以直接將藥物從心臟內注射或許更可能可以挽救生命！然而，這是一個危險的過程，因為心臟內注射有可能會造成冠狀動脈及其眾多分支的破裂，這些意外反而加速患者的死亡」。基於這樣的想法，福斯曼一直尋找可以接近心臟的新方法，他最後也成功地藉由靜脈系統來讓導管進入心臟右側。我們或許可以說福斯曼在心導管相關研究的主要目標是想開發一種可以將藥物直接輸送到心臟的治療技術！

由於福斯曼的努力，其他人也看到了使用心導管作為診斷工具的潛力。在 1930 年，克萊因（Klein）發表了他所進行的心導管檢查手術，這當中也包含了測量心臟輸出量的計算方法，我們稱為費克公式（Fick equation）。

心臟科醫師的福音！接二連三的新技術除了這些研究外，也有學者將心導管應用於先天性心臟病（congenital heart diseases）的研究。他們把心導管放置到肺動脈的遠端，並且藉此從肺動脈的「楔形位置」（wedge position）量測到「血液的氧氣飽和濃度」（O2 saturation）。由於在肺動脈的「楔形位置」所測量的壓力可以得到肺靜脈和左心房壓力的良好估計值，後續也有科學家詳細闡述如何把肺動脈的「楔形位置」應用在心導管檢查的使用方式。而這樣的想法也解決了從 20 世紀早期以來許多學者想探究的問題，像是利用心導管來量測心臟各個腔室的壓力，尤其是左心壓力。

● 左心導管插入術

齊默爾曼（Zimmerman）、利蒙－拉森（Limon-Lason）和布沙爾（Bouchard）等人於 1950 年發表了嶄新的逆行性左心導管插入術。他們的研究突破了以往心導管檢查只能局限於右邊心臟的瓶頸，替心導管的發展突破了劃時代的進展！在此之前所謂的心導管量測都還只局限在右邊的心臟系統。

● 經皮穿透血管術、心臟間隔穿透術

塞爾丁格（Seldinger）在 1953 年提出新的經皮穿透血管術（percutaneous vascular access）來取代傳統的血管切開術（vascular incision）。這項技術大大的縮小了心導管檢查時所造成的血管傷口，除了減少手術的感染與併發症外，也讓心導管檢查不再是一件苦差事。西元 1958 年美國克里夫蘭醫學中心的小兒心臟醫師曼森松斯（Manson Sones）完成首例冠狀動脈攝影。此外羅斯（Ross）和考柏（Cope）也在 1959 年提出可以讓心導管穿透心臟腔室間的技巧，這類技巧我們稱之為心臟間隔穿透術（trans-septal catheterization），藉由這項技術，心導管可以直接從心臟右邊的腔室直接進入到左邊的腔室來做更進一步的量測。但是心導管的發展還不只於此！

● 心臟冠狀動脈攝影

同年於 1959 年，松斯也提出了心臟冠狀動脈攝影的想法！這項技術也在立基茨（Ricketts），艾布拉姆斯（Abrams）與賈德金斯（Judkins）隨後所提出修正技巧改善了冠狀動脈攝影的品質。緊接著在 1970 年，胥望（Swan）和甘茨（Ganz）發展了不同以往的心導管檢查方式。他們在心導管的前端加入了一個可以充氣的小氣球，藉由血管內的血流帶動空氣球囊，用來指引導管到特定的心臟部位進行心臟腔室的壓力測量與疾病的治療。諸如此類，百家爭鳴，眾多技巧的發展也促使心導管的檢查更臻完備。

● 經皮冠狀動脈腔內成形術

雖然藉由心導管跟冠狀動脈攝影的發展可以讓醫師瞭解動脈病灶的位置，但是接下來要如何治療冠狀動脈狹窄呢？

這和剛剛提到的胥望和甘茨所發展的導管空氣球囊有關。安德烈亞斯・羅蘭・格倫齊格（Andreas Roland Gruntzig）在 1977 年想到既然可以在導管前端加入空氣球囊，那麼我們為何不把心導管的外圍管徑直接附加一小段空氣球囊來擠壓撐開血管內壁的粥狀硬化斑塊以治療冠狀動脈疾病呢？於是格倫齊格介紹了球囊血管成形術！所謂的球囊血管成形術也就是目前大家熟知的經皮冠狀動脈腔內成形術（Percutaneous transluminal coronary angioplasty, PTCA）。

　　因此，這一位德國醫師安德烈亞斯・羅蘭・格倫齊格，兼具放射科和心臟學專長，於西元 1977 年在瑞士蘇黎世完成全球首例冠狀動脈血管成型術，成功打通病人嚴重狹窄的左前降支血管，自此開啟心導管介入治療之濫觴。

　　從此，心導管跨入了一個新領域，心導管不再僅是一項檢查而已，它可以更廣泛的被應用在冠狀動脈狹窄的治療。

● 塗藥支架之父

　　西元 1986 年，法國醫師雅克・普埃爾（Jacques Puel）與烏爾里希・西格沃特（Ulrich Sigwart）在法國土魯斯開展了第一例人體冠狀動脈金屬支架置入術，之後由胡里奧・帕爾馬茲（Julio Palmaz）與理查德・沙茨（Richard Schatz）於西元 1987 年開發 Palmaz-Schatz（PS）支架，並在西元 1994 年通過美國食品藥物管理局（FDA）核准為廣泛使用的冠狀動脈金屬支架，並由美國強生公司代理發售。由於非塗藥的金屬支架再狹窄率高，於是巴西心臟醫師何塞・愛德華多・索薩（José Eduardo Sousa）於西元 1999 年發展植入首支冠狀動脈塗藥支架，被譽為「塗藥支架之父」，之後，美國食品藥物管理局（FDA）於西元 2003 年正式核准塗藥支架使用上市，其後幾年發展出次世代塗藥支架，大幅改善支架的再狹窄率。

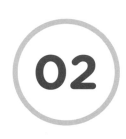 台灣心導管介入治療
的發展現況

　　心血管疾病是目前國人常見之病症，連續幾年蟬聯國人十大死因中的第二位。處理常見的冠狀動脈心臟病時，除了仰賴藥物及外科手術治療之外，近年來由於心導管的技術進步，也挽救不少急性與慢性冠狀動脈心臟病患者的性命。

台灣技術引進之大事紀

1983 年 7 月	首次完成國內的心導管冠狀動脈氣球擴張術，在西元 1990 年代以前的台灣，冠狀動脈狹窄疾病的病人只能接受冠狀動脈氣球擴張術，或心臟外科繞道手術
1995 年 5 月	首次引進冠狀動脈支架治療
2003 年	引進塗藥支架
2013 年	引進第一代生物可吸收式血管模架

現行台灣健保給付制度

1997 年	開始給付裸金屬支架
2006 年	開始血管塗藥支架差額負擔制度
2012 年	開始部分給付生物活性塗層支架
2014 年	開始給付塗藥氣球於支架內嚴重再狹窄之病患

✚ 近年心臟支架使用量逐年增長

根據健保署統計，2018 年至 2020 年台灣心肌梗塞患者逐年成長，增加約 10%，也因罹病患者增加，根據 2020 年數據統計：

2020 年	急診緊急裝置支架的患者有 4696 人	申報量 7534 件
	住院裝置支架的患者則達到 13983 人	申報量 22906 件

截至 2021 年 9 月報告顯示塗藥支架使用占率約為 67.8%，近年每年冠狀動脈支架使用量約四萬支不等，每年相關的健保費用花費超過 60 億元，近期，衛福部已完成 2022 年健保總額核定為 8095.62 億元，比去年成長 3.32%，當中，醫院總額為 5591.29 億元，占健保總額的 69%，而健保保費費率則維持現行的 5.17%。

✚ 全台可執行心導管手術業務的醫院統計

　　台灣共有 19 家醫學中心（部分醫院為共同評鑑），3 家準醫學中心，而全台共有 204 家急救責任醫院，涵蓋北部（包含金門及連江）、中部、南部（包含澎湖）及東部四大區，依急救程度分級，包含 46 家重度（北部 22 家、中部 10 家、南部 11 家、東部 2 家）、76 家中度（北部 29 家、中部 17 家、南部 28 家、東部 2 家）及 82 家一般，當中可執行心導管手術業務的醫院，目前約有將近 120 家，提供台灣民眾血管支架植入血管再疏通手術治療。

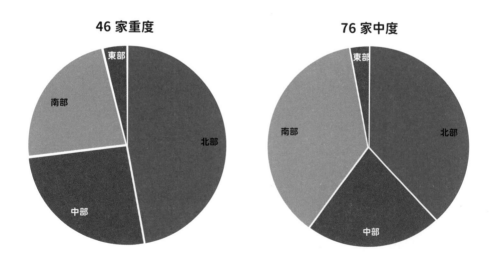

圖 1-1 全台中重度醫學中心統計圖

✚ 現行心臟專科訓練機構與流程

　　台灣心臟內科醫師需經歷完整三年的一般內科訓練及至少兩年心臟專科醫師訓練，其訓練機構來自於衛福部及心臟醫學會認證之心臟專科訓練核可醫院，共有 40 家，當中 28 家可完全訓練，其餘 12 家醫院需補部分心臟外科、心臟電生理或介入性治療訓練，訓練結束後，方可考取心臟專科證書，而在取得心臟專科證書後，方可執行心導管手術業務，並經歷完整一年心導管介入手術資歷，才可考取介入專科證書。專科考試包含筆試及口試，每年皆有嚴格把關機制，以保障專科醫師訓練品質。每年心臟醫學會、介入醫學會及心律醫學會皆舉辦多場相關的演講、教育活動及季會、年會，使相關領域的醫師可以互相交流及獲取最新的國內外發展資訊。

　　心導管介入性治療為當今心臟血管治療領域之趨勢，由於技術與醫材的日益進步，使得需傳統開刀的患者比例大幅下降，不管是冠狀動脈血管介入性治療、周邊血管介入性治療，或者是結構性心臟病治療使用瓣膜支架或左心耳封堵器，更或是無導線心律調節器置放，導管治療之發展可謂是一步千里，將心血管疾病的治療帶向另一個高峰。

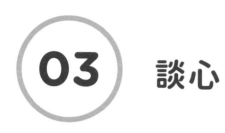

談心

✚ 心臟構造

　　心臟是身體胸廓內的器官，由胸骨及肋骨保護著，因此是觸摸不到的。心臟主要由肌肉組織組成，透過不停歇的收縮與舒張，供應血液至全身。外圍有一層心包膜，內有些許液體，提供心臟收縮時潤滑之用。心臟由四個腔室組成，分別是右心房、右心室、左心房及左心室。

　　血液可分充氧血及減氧血，紅血球所含之氧氣被身體組織利用之後完成了**體循環**，此時血液成為減氧血，會匯集至上腔靜脈（來自頭頸部及上肢之血液）及下腔靜脈（來自下肢及腹腔的血液），然後注入右心房，右心房的血液會流入**右心室**，右心房及右心室之間隔著**三尖瓣膜**，像一個逆止閥一樣，以防止血液逆流。

　　右心室的心肌收縮後會將血液注入肺動脈，右心室及肺動脈隔著**肺動脈瓣**。減氧血在肺部的微血管與肺泡中氧氣進行氣體交換，完成**肺循環**後血液變成充氧血，之後匯集成四隻肺靜脈（左上，左下，右上，及右下）注入**左心房**。肺靜脈流入心房處是心房顫動的放電源頭之一。左心房血液通過**二尖瓣**（又稱僧帽瓣）流入**左心室**。左心室收縮將血液加壓形成順流，通過**主動脈瓣**，輸送至全身形成體循環，以供身體利用。

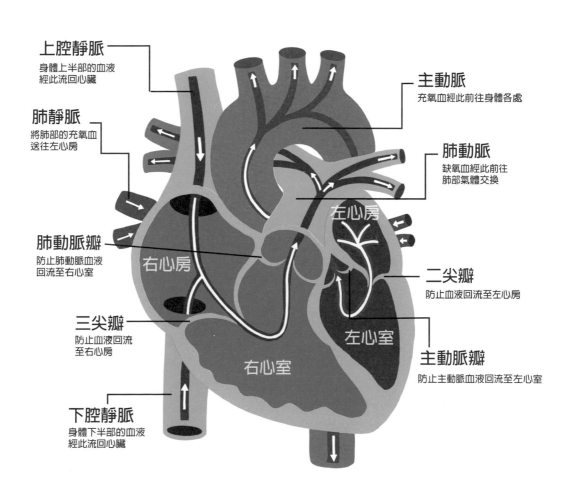

上腔靜脈
身體上半部的血液
經此流回心臟

肺靜脈
將肺部的充氧血
送往左心房

肺動脈瓣
防止肺動脈血液
回流至右心室

三尖瓣
防止血液回流
至右心房

下腔靜脈
身體下半部的血液
經此流回心臟

主動脈
充氧血經此前往身體各處

肺動脈
缺氧血經此前往
肺部氣體交換

左心房

右心房

二尖瓣
防止血液回流至左心房

左心室

右心室

主動脈瓣
防止主動脈血液回流至左心室

圖 1-2　心臟

心疾小百科

1. 心臟瓣膜存在的目的就是防止血液逆流，但是病人因風溼性心臟病或退化時，就會產生狹窄或閉鎖不全，導致血液逆流或心室需要出更多力氣才能將血液輸出，長久以往就會造成心臟衰竭及肺部積水。

2. 左心室由冠狀動脈供應養分和氧氣，當供氧不足或心肌梗塞，或是一些心肌病變，會造成收縮力不足，心室需要擴大以提供身體足夠血液，這些都有可能造成急性或慢性心臟衰竭。

✚ 瓣膜的重要性

　　由上面的說明可以知道，心臟瓣膜的功能就是防止血液逆流，雖然是小小的一片瓣膜但是卻在人體的運作中扮演著重要的角色。像是病人因風溼性心臟病或退化時，就會產生狹窄或閉鎖不全，導致血液逆流或心室需要出更多的力氣才能將血液輸出，長久以往就會造成心臟衰竭及肺部積水。

➕ 冠狀動脈構造

心臟之血液供應由冠狀動脈負責。冠狀動脈由主動脈根部分出，像皇冠一樣圍著心室，因此稱作冠狀動脈。冠狀動脈一般來說分成三支：

1. **左前降支**：由左主幹分出，左前降支走在心室中隔之表面，大約占心室百分之四十以上之供血量，分出中膈支和對角支，分別供應心室中膈及左心室前壁至側壁之心肌細胞之養分及氧氣。

2. **左迴旋枝**：由左主幹分出，左迴旋枝繞著左房室溝而行，分出側緣支動脈，供應心臟側壁、後壁，甚至下壁之血流（因人而異）。

3. **右冠狀動脈**：右冠狀由右冠狀竇分出，走在右房室溝後分出後降支及後側支及房室結支，供應心臟心室中膈及下壁至後壁之血液及房室結。

冠狀動脈分出微血管，最後匯集成冠狀竇，然後注入右心房。

在有高血壓、糖尿病及高膽固醇血脂或有抽煙的病人，冠狀動脈會因粥狀硬化而產生冠狀動脈狹窄，導致心絞痛的症狀，或因為動脈斑塊破裂而導致心肌梗塞甚至猝死。

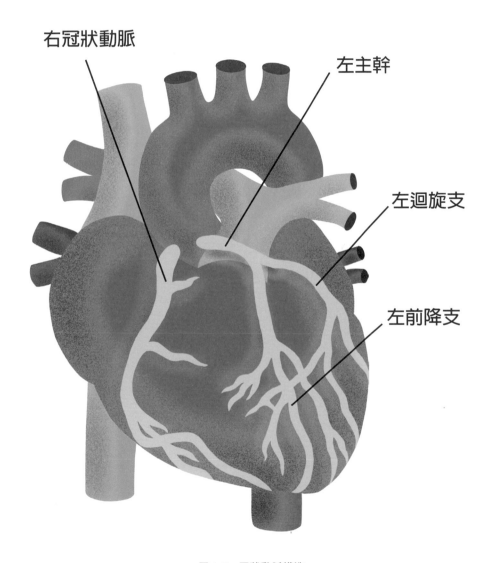

圖 1-3 冠狀動脈構造

➕ 心臟傳導系統

　　心臟要將血液從心房送至心室，再透過心室收縮將血液供應全身，這有賴於心房心室有次序的收縮，這次序就是由心臟傳導組織控制，讓心肌產生動作電位然後收縮。

　　每個心肌細胞都可產生動作電位，但是竇房結因為速度較快，產生帶頭作用，先讓心房收縮，再透過房室結、希氏束傳至左右束分支，然後透過柏金氏纖維讓心室由心尖開始收縮，而產生順流，將血液最大效率輸送至主動脈。

　　房室結匯集心房之訊號，將之統整，並有調整心室速率（類似煞車）之功能，避免心室因心房心律不整快速跳動而產生過快收縮。希氏束、左右束分支及柏金氏纖維是心臟傳導之高速公路，透過此一系統，能使心室做最有效率之收縮，避免紊流，減少無效收縮。

　　以上系統都可能因病或老化而失去功能，這時病人就可能暈倒、心衰竭，甚至猝死，但是由於心律調節器及去纖顫器之發明，已能治療一大部分病人。

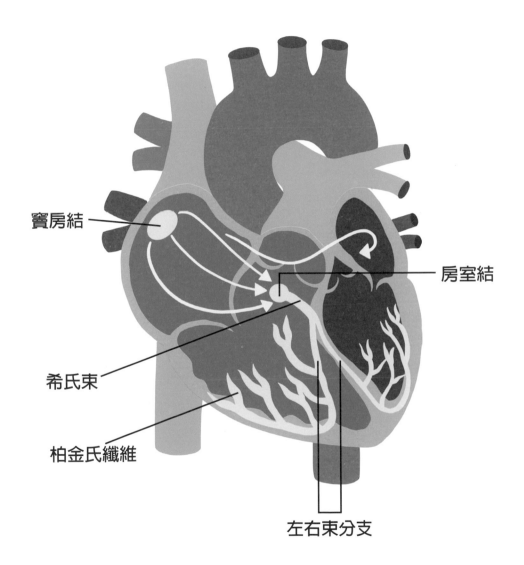

竇房結

房室結

希氏束

柏金氏纖維

左右束分支

圖 1-4 　心臟傳導系統

✚ 體循環、肺循環

人體的循環系統分為體循環及肺循環。體循環始於主動脈，經過升主動脈、頭臂幹、左頸動脈、左鎖骨下動脈，降主動脈等供應全身充氧血（鮮紅色），紅血球在微血管釋出氧氣，供身體組織利用，並帶走代謝產生之廢物，這時逐漸變成減氧血（暗紅色甚至紫黑色），透過上下腔大靜脈回到右心房。

肺循環則是由肺動脈開始，經由左右肺動脈到左右肺臟，減氧血在肺部的微血管與肺泡中氧氣進行氣體交換，變成充氧血，再經過肺靜脈回到左心房。

體循環的血液量在沒有先天性心臟病的情況下與肺循環是一致的。但是，若有先天性心房中隔缺損，心室中隔缺損或更複雜的先天性心臟病，兩者血量就會不一致，這時就可透過心導管檢查來診斷及治療。

在心導管室，我們可以透過導管測量心臟各個腔室和主動脈、肺動脈，左右肺動脈的壓力、肺楔壓、各個腔室之血氧飽和度和波動之形狀。透過壓力及血氧之分析，再經由血管攝影及動脈靜脈攝影（需打顯影劑），這時可計算出肺循環及體循環之血量及兩系統之阻力。藉由以上數據，醫師可判斷先天性心臟病之異常所在及最佳治療。例如透過肺循環量與體循環之比值，決定是否關閉心中隔缺損，或是透過壓力及波形之分析，診斷一些血行動力學異常造成之困難診斷心臟病（例如區分限制性心肌病變或緊縮性心包膜炎）。

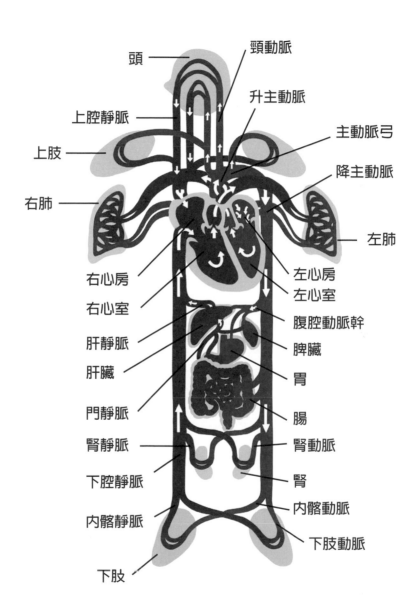

圖 1-5　體循環肺循環

心導管的應用廣泛，除了可以用來辨別心臟結構是否異常、評估心臟功能、術前診斷確立，臨床上心導管更常被用來治療各式心臟疾病。但是由於心導管是一項侵入性的檢查項目與治療，需要由心臟專科醫師執行。病人常常會被安排住院，也因此病人在接受心導管檢查前會有很多擔心的問題，以下我們就病人對於心導管所常見的提問來幫大家一一解答。

準備好，就不怕了

心導管術前術後不慌張

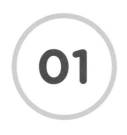 什麼是心導管？

　　心導管是在心臟科很常開立的檢查與治療項目，臨床上醫師為瞭解心臟的完整情況，在非侵入性的心臟檢查都抓不出詳細原因，或發現病人的症狀典型且明顯、發作頻率高、屬於高危險群，或是強烈懷疑有不穩定狀況，都會建議病人接受心導管攝影檢查，藉此檢查給病患精確的診斷及順便治療。例如評估冠狀動脈是否有所阻塞，或者是在心臟外科手術前量測病人的心臟瓣膜狹窄或者是閉鎖不全的程度，都會安排心導管的檢查。除了這些常見的原因外，心導管也可以被用來檢查心律不整的誘發點或是用來評估病人的心臟功能，所以心導管在心臟科的用途非常廣泛，也是病人在心臟科常常會聽到的檢查及治療。

　　心導管有好幾種，不管是心臟冠狀動脈血管攝影、心臟血管支架置放術、周邊血管心導管手術、心臟電生理檢查暨高頻輻電氣燒灼術及永久性人工心律調節器植入手術，在醫學進步下，都已成為很普及的手術，而我們日常中最常聽到的「心導管」最常指的是「心臟冠狀動脈血管攝影」，而這是目前診斷冠狀動脈疾病最準確的方法。

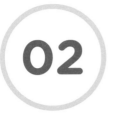 檢查及治療的方式

①決定穿刺部位

在心導管檢查前，醫師會依據病人的血管彈性與回流情形，來決定進行穿刺的部位。目前最常見的心導管檢查部位是從病人的手部，也就是手腕的橈動脈來進行血管穿刺。此外根據不同的臨床情況，醫師也有可能會選擇病人鼠蹊部的股動脈、股靜脈，或者是頸部的頸靜脈來進行血管穿刺。

②局部麻醉

當醫師決定好進行心導管的部位後，接下來醫師會先從病人的手腕，或者是鼠蹊部施打麻醉藥品來緩解穿刺時所造成的不適感，也就是局部麻醉。所以在進行整個心導管的檢查與治療過程中病人的意識狀態是清楚的，因此如果病人在接受心導管檢查時如果有感覺到任何不舒服的情況，請務必立刻跟醫師或護理人員反應，讓醫療團隊可以即時做適當的處理。

③血管攝影

當局部麻醉與血管穿刺順利進行後，醫師會把心臟檢查導管在X光攝影的導引下，順著血流把導管輸送到心臟的腔室，或者是冠狀動脈口來進行接下來的血管攝影。除此之外，醫師也會依照當次病人所需的檢查項目，以心臟腔室攝影及導管來評估心臟的各個腔室構造與量測壓力變化。

　　心導管檢查不只可以檢查冠狀動脈是否通暢無阻，也可以進行心臟瓣膜或者是電生理的檢查：

+ 假如病人是因爲瓣膜的問題來接受心導管檢查的話，醫師也可以藉由心臟腔室的攝影及量測壓力來精準評估心臟瓣膜的各項問題，以利後續病人的相關治療。
+ 當病人是因爲**心律不整**而接受心臟電生理心導管檢查時，醫師會將有電氣紀錄功能的導管放到心臟各個腔室來尋找心律不整的誘發點，或者是評估心律不整是如何傳導且進行的，以此做爲治療電燒的標的。

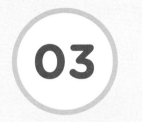

注意事項

　　由於心導管檢查是侵入性檢查，病人常常會擔心害怕，甚至有很多的疑惑，不曉得有哪些地方要特別注意，以下是臨床上病人常見的問題與需要注意的地方。

檢查與治療需要多久時間？

✚ 檢查→ 1 小時
✚ 治療：
　冠狀動脈氣球擴張及支架植入→ 1-3 小時
　心臟瓣膜撐開術　　　　　　→ 2~3 小時
　永久性人工心律調節器置放　→ 2~3 小時
　心導管電氣燒灼術　　　　　→ 2~3 小時

　　一般來說，常見的心導管檢查如冠狀動脈攝影、心臟腔室攝影、瓣膜檢查，或心律不整電生理檢查，整個檢查的時間差不多一個小時左右。假如檢查後，病人還需要加做冠狀動脈氣球撐開術、冠狀動脈支架置放術、心臟瓣膜撐開術、永久性人工心律調節器置放，

或心導管電氣燒灼術等,則需兩到三小時,醫師會告知病患或者家
屬初步的檢查結果,並且討論同時進行下一步的治療。

> ## 需要住院幾天呢?
>
> 原則上醫師會請病人準備三天的時間來做心導管。
> ✚ **第一天:**住院並且進行心導管前的例行性檢查
> ✚ **第二天:**做心導管
> ✚ **第三天:**假如心導管後病人的傷口復原的情況不錯的話,可
> 　　　　　　以讓病人辦理出院手續

✚ 治療前一天

　　病人住院的第一天,通常都是安排一些例行性的檢查,像是抽
血、驗尿、心電圖或者是胸部 X 光片等。除此之外醫護人員也會幫
病人施打靜脈留置針,以方便後續的藥物或是點滴的給予。

> ✚ **注意:**假如病人之前曾經有對顯影劑或是任何藥物過敏的
> 　　話,一定要在心導管檢查前跟醫護人員告知,這樣才能減
> 　　少藥物或是心導管顯影劑過敏的風險。臨床上常見的顯影
> 　　劑或者是藥物過敏的症狀為皮膚起紅疹,身體發冷或者發
> 　　熱,呼吸急促或者胸口有壓迫感,甚至血壓會下降。病人

可以仔細回想之前是否曾經在接觸顯影劑或是任何藥物後有上述這些症狀，並且告知醫護人員。

有些心導管治療比如說心房顫動肺靜脈隔離電燒，因為手術的時間比較久，有時候甚至會到四、五個小時，這時候我們會在病人開始手術的時候就施打靜脈鎮靜劑讓病人睡覺，因此如果之前有鎮靜劑或麻醉劑過敏的病史也要告知醫師。

✚ 治療當天

空腹：心導管檢查當天有沒有什麼事情需要特別注意的呢？有的，由於有些病人在接受顯影劑注射後會發生嘔吐的清況。所以通常會請病人在接受心導管檢查前要先空腹並且禁食六個小時以上。這是為了防止病人如果發生嘔吐時，能夠減少被食物嗆到並且併發吸入性肺炎的情形。

排空尿量：此外我們也會建議病人在接受心導管檢查前先去如廁並且排空尿量。這是因為在心導管的檢查過程中醫師會施打顯影劑。有些病人因為緊張或者是在注射顯影劑後在檢查台上會有尿意感。

✚ **注意**：萬一在檢查的過程中想排尿，這個時候該怎麼辦？請不用擔心！因為醫護人員在檢查前會先幫病人放置尿套或者是在檢查台上鋪設看護墊。可以直接小解在尿套內或

是看護墊上。假如病人因為躺在檢查台上而緊張解不出來，這時醫護人員也會視情況予以導尿。如前所述，如果手術的時間比較久，通常我們會放置尿管，手術結束後尿管就馬上會移除。

✚ 治療後

當病人在接受心導管檢查與治療後會被轉至病房休息療養，並依據不同穿刺部位而有不同的術後護理注意事項：

● 自手部接受治療之術後保養

醫護人員會在穿刺的部分綁上加壓帶加壓止血。這個時候病人可以留意自己的手指末端是否有泛白的情況發生，或者是指頭末端有感覺異常，像是變得麻木沒有感覺。另外也需留意包覆傷口的紗布是否有持續腫脹與滲血的情況。假如有發生上述的情形，需要趕緊通知醫護人員來給予檢查與處置。

● 自鼠蹊部接受治療之術後保養

那麼除了上述所提到的事項外，病人尚需平躺臥床至少六個小時才能夠起身坐在床上，然後再六個小時後才能下床活動以避免穿刺的傷口裂開流血，導致血腫的產生。由於在心導管檢查時會注射

顯影劑，在心導管檢查後為了要排出顯影劑跟保護腎臟功能，會建議病人在檢查完後少量多次的補充水分。在臥床的這段期間，假如病人有尿意或是便意感的話，我們會建議病人還是在床上如廁會比較安全。

減少臥床時間的新選擇：經皮股動脈縫合器

不必經由外科醫師把皮膚劃開，由心臟內科醫師就可以縫合，或閉合導管拔除後股動脈所留下來的小洞，減少出血機會，也可以大大減少臥床的時間，但目前健保不給付，屬於自費項目。

✚ 出院後

1. **禁提重物**：如果一切順利，通常心導管檢查後隔天會幫病人辦理出院，病人返家後要特別留意，假如是從手部進行心導管檢查的話，病人出院後要減少手部的用力動作像是提重物或是洗衣服等。

2. **禁跑跳等劇烈運動**：如果病人是從鼠蹊部進行穿刺檢查的話，這時出院後一個禮拜內要減少跑跳等劇烈運動，甚至在咳嗽或者是解便的時候要避免大力咳嗽或是用力解便，並且用手壓住穿刺的地方以防止傷口再度破裂流血。

3. **留意手術部位是否有異常（如紅、熱、腫、痛與血腫）**：通常出院兩週後可以逐漸恢復各種活動，如運動、工作等。由於穿刺的部位皮膚會有些微的瘀青與皮下小硬血塊，這種瘀青與硬塊會慢慢的淡掉，但是如果瘀青的範圍逐漸變大，甚至有紅、熱、腫，痛與血腫的情況發生時，這時就要趕緊回診以尋求醫療協助。

4. **留意是否有發生牙齦、腸胃道或其他部位出血**：此外，假如病人在心導管檢查時有放置冠狀動脈支架的話，通常醫師在出院時會開立抗血小板的藥物，當病人拿到出院藥袋時，一定要詢問清楚哪些藥物是絕對每天要吃的，才不會忘記服藥造成血管內的支架再度狹窄或血栓。由於抗血小板的藥物很容易引起出血，所以病人在服用這類藥物時也要留意是否有發生牙齦、腸胃道或其他部位出血的情況。

5. **留意是否有不正常的瘀青**：假如有發生不正常的瘀青、血腫、血尿或血便，也要立即就醫，讓醫師幫忙調整藥物。

Q：傷口什麼時候可以碰水？

一般來說只要傷口結痂即可碰水，通常 2-3 天後傷口就會結痂，在此之前請保持傷口清潔及乾燥，避免傷口碰水。可改以擦澡，假如出院一天後傷口仍未結痂，這時可以使用生理食鹽水來擦拭傷口再覆蓋紗布或敷料直至結痂，並密切注意傷口癒合情形。

醫師小叮嚀

重要！特別提醒！出院返家後假如有以下情形出現時，應立即就近就醫！

1. 傷口持續出血或是身體其他部位有出血情況，像是牙齦出血、皮膚瘀血，血尿，或血便等。

2. 傷口有紅、腫、熱、痛等發炎情況或者是血腫持續擴大。

3. 胸口疼痛悶痛而且含舌下硝化甘油片無效時。

4. 頭暈全身無力，血壓比平常還低時。

5. 不明原因發燒而沒有感冒或其他症狀時。

人體的心臟好像一間房子，這間房子有水管也有電線的線路，冠狀動脈就像是水管附著在心臟的表面，是負責供應心臟細胞養份的，而電線線路就好比心臟的傳導系統，穿梭在心臟肌肉之間，負責心臟的節律和細胞間電路的傳導。

　　一般常見的心導管治療分兩類：

✛ 冠狀動脈狹窄或阻塞：經由氣球擴張術和支架置放術將血管打通。

✛ 心律不整：經由心導管的電氣灼燒手術或者冷凍消融術來阻隔不正常的線路傳導。

各處通暢了，
身體就好了

氣球擴張與支架植入

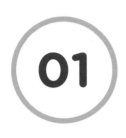 # 冠狀動脈

　　冠狀動脈疾病是一種很常見的心臟病。冠狀動脈是供應心臟血流的主要血管。正常的冠狀動脈就跟新的水管一樣，管徑內十分的通暢，沒有任何狹窄。隨著年齡增長，冠狀動脈內皮會有膽固醇斑塊的堆積，也就是動脈硬化的形成，會使得血管內的管腔越來越狹窄，當冠狀動脈阻塞就不能將足夠的血液、氧氣與營養物質輸送到心肌內，當流向心臟的血流量減少，心肌缺氧就會發生胸痛（心絞痛）和呼吸急促的症狀，也就是我們俗稱的冠狀動脈疾病，或者是冠心病。

✚ 造成冠狀動脈阻塞的原因

　　除了前面所提到的高膽固醇外，高血壓、糖尿病、年紀（年紀越老越容易）。男性或者是停經後的女性、家族史（父親或兄弟在55歲之前患有冠心病，母親或姐妹在65歲之前患有冠心病）、肥胖、慢性腎病、吸煙、大量喝酒、壓力、沒有足夠睡眠，或者是缺乏足夠的運動都有可能會造成冠狀動脈阻塞。當冠狀動脈完全阻塞就會導致心臟病發作像是急性心肌梗塞。以下將為大家介紹什麼是心絞痛與急性心肌梗塞。

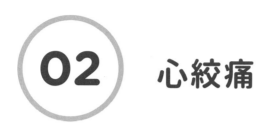

心絞痛

　　心絞痛症狀主要是運動時會覺得胸悶和喘氣，如同一顆大石頭壓在胸口上，有時會伴隨著左上臂或者是下巴酸麻的感覺。跟其他原因引起胸痛最大症狀差別是要運動才會覺得胸悶胸痛，而且像一顆大石頭壓在胸前，而不是固定一點的胸痛。冠狀動脈阻塞可以經由運動心電圖是否有顯示明顯的 ST 段[1]下降、鉈 -201 心肌灌注掃描是否顯示冠狀動脈供應的心肌範圍有明顯缺氧來確定，也可以經由冠狀動脈電腦斷層血管攝影（目前健保不給付）來直接檢查哪一條冠狀動脈有狹窄及評估其嚴重程度。

---

1 ST 段：通常為在心電圖上，S 波結束到 T 波開始前，這一段偏移基準線往上升代表心臟血管全部塞住，有心肌梗梗塞現象，如果往下降代表心臟血管嚴重狹窄，但沒有全部塞住，心臟有嚴重的缺氧

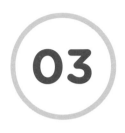 心肌梗塞

　　急性心肌梗塞就是血管內的動脈硬化斑塊破裂，會造成急性血小板的活化和堆積，形成的血栓會將血管完全阻塞。急性心肌梗塞的症狀是胸痛並且狂冒冷汗，而且不需運動坐著就會不舒服。因此有冒冷汗且合併胸痛的情況一定要馬上就醫。之前在新聞上看到名人於爬山時猝死，或是於舞台上胸痛昏迷，大多是急性心肌梗塞發作！

　　雖然目前的醫療進步已經讓急性心肌梗塞的死亡率大幅下降，但仍有一定比例的病患，在急性心肌梗塞發作的當下，會併發致命性的心室顫動或心室頻脈，甚至心因性休克，導致到院前死亡，因此心臟疾病一直是國人十大死因中僅次於癌症的主要原因。如何有效的預防及治療冠狀動脈硬化斑塊阻塞及心肌梗塞，是數十年來心臟醫學發展的重點，而氣球擴張與支架植入就是介入性治療的重要進步。

　　急性心肌梗塞依據心電圖的變化，可以分成 ST 段上升及非 ST 段上升兩類，ST 段上升的心肌梗塞大部分是單一冠狀動脈完全阻

塞，目前的最佳治療為緊急心導管介入治療，於病患到院後 90 分鐘內將阻塞的血管打通。在台灣大部分的心導管室都能提供這類的治療。非 ST 段上升的心肌梗塞大部分是多條冠狀動脈嚴重阻塞，大部分也需要及早心導管介入治療。

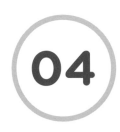

如何預防？

　　前面所提到的發生冠狀動脈疾病的原因裡最主要的危險因子有年紀、抽菸、高膽固醇、糖尿病、和高血壓等等。除了年紀無法改變外，其他四個主要危險因子都能夠加以預防及控制。

1. **平時要避免吸菸和遠離二手菸。**若有抽菸的習慣則要盡早戒菸，現在醫院都有戒菸門診可提供戒菸藥物能有效輔助戒菸。

2. **要定期做健康檢查，**一旦發現膽固醇上升、尤其是低密度膽固醇上升，需要加強運動及飲食控制（少油與少熱量）。

3. 若是和醫師討論評估後判斷需要用藥物來降低低密度膽固醇，則**須規律持續服藥，**因為目前已有充分的醫學證實體內的低密度膽固醇越低越好，越不會產生冠狀動脈硬化斑塊，甚至會讓冠狀動脈硬化斑塊改善縮小。

4. 定期檢查若發現血糖上升，一樣是要加強運動（體重控制）及飲食控制（少糖少甜低熱量），若是糖尿病患者，同時也要遵從醫囑持續使用口服或針劑的降血糖藥物，除了讓糖化

血色素達標，也必須同時使用降膽固醇藥物將低密度膽固醇控制在標準範圍。臨床上糖尿病患者若能將糖化血色素和低密度膽固醇維持在很低標準的範圍，產生冠狀動脈硬化的機率會大幅降低。

5. **在家要準備血壓機，要經常測量自己的血壓**，發現血壓上升一樣是要加強運動及飲食控制（少鹽），已經是高血壓的患者除了飲食運動控制外，也須定期服藥並定時測量血壓。

6. **多吃富含纖維素的食物**，像是水果、蔬菜和全穀類食物。

7. 維持低脂肪與低鹽的健康飲食。

8. 充足的睡眠。

9. 情緒與壓力管理。

05 治療方式

➕ 氣球擴張與支架植入

　　冠狀動脈氣球擴張術是用高壓力的氣球將動脈內的硬化斑塊壓扁並擴張血管,讓血管內徑大小恢復到接近正常範圍。氣球擴張術的操作一般是從腳的股動脈或是手的橈動脈進行。經由心導管將很細的導線穿過狹窄的血管,然後再將氣球導管沿著導線放置到狹窄的血管處,並施以數倍大氣壓的壓力將動脈硬化斑塊擴張壓扁。

　　若是氣球擴張的效果不好,或是氣球擴張後造成血管內膜剝離,則可以置放冠狀動脈支架。由於冠狀動脈支架是原先就包覆在氣球導管外的,所以置放的方式和氣球擴張類似。置放冠狀動脈支架於血管內壁可以支撐血管及預防血管回縮,同時可治療血管內膜剝離。

✚ 冠狀動脈支架

　　冠狀動脈支架是細小的不鏽鋼或鈷鎳合金金屬管，長度約 8 至 48 公分，直徑約 2.25 至 5.0 公釐。醫師會視病灶的大小長度來選取適合的尺寸，置放支架於先前狹窄的血管後可以讓血液順利在血管中流動。置放的冠狀動脈支架將永久留在動脈血管體內，1 到 3 個月後血管內皮細胞增生會將其覆蓋，使金屬不再暴露於血管中。

手術時間

一般來說，氣球擴張與冠狀動脈支架置放的整個過程大約 40 分鐘到一小時，然而依血管病灶的不同，手術的時間也會有所增減，血管越彎曲，鈣化越嚴重都會增加手術的困難度及時間。大約有 5% 到 10% 的病灶血管是屬於慢性全阻塞的病例。處理這類慢性全阻塞的病灶，需要更有經驗的技術與不同醫材，也需要花更長的手術時間，平均會多花 1~3 小時。

近十年來隨著導管器材的進步及心導管技術的經驗累積，慢性全阻塞打通的比例增多，也有越來越多的病患藉由心導管的介入治療以解決冠狀動脈硬化斑塊阻塞的問題，而不用接受冠狀動脈繞道手術！

● 冠狀動脈支架的種類

臨床上接受心導管氣球擴張治療的病患，約有 7 成的病人是需要放置冠狀動脈支架的。市面上的支架分三種：

1. **裸金屬非塗藥支架：** 由不銹鋼或鈷鎳合金組成，健保有條件給付，然而支架內再狹窄機率比塗藥支架高，一年內約有 20~40% 的再狹窄率，需要再次接受心導管治療。因為支架是金屬外來物，放置於血管壁上有可能會刺激血管內皮細胞及平滑肌細胞的增生，造成支架內徑加速性的動脈硬化，因而形成支架內再狹窄。

2. **塗藥支架：** 此種支架是在裸金屬支架上塗有緩慢釋放的藥物，可抑制血管內皮細胞及平滑肌細胞的不正常增生和增厚，因此能大幅降低裸金屬支架造成的支架內再狹窄機會。和裸金屬非塗藥支架相比，塗藥支架大約能再降低三分之二的再狹窄機會，不過由於塗藥支架是屬於自費醫療品項或健保有條件差額給付，依不同品牌及各醫院收費都有差異，可以諮詢您的醫師。

3. **可吸收式支架：** 其材質由生物聚合物材質或可吸收金屬製成，支架在 1 到 3 年後會被身體吸收，長期的預後和塗藥支架類似，也是屬於自費醫療品項，一支可吸收式支架的自費費用目前比塗藥支架來得昂貴。不過因為生物聚合物材質的特性

及其厚度、彎曲性及抗壓性比金屬支架差，生物聚合物可吸
收式支架通常使用於較單純的血管病灶，對於鈣化程度高，
複雜性分支病變，或是過度彎曲的血管病灶，仍是建議優先
選擇金屬支架。

	裸金屬 非塗藥支架	塗藥 支架	可吸收式 支架
材質	不銹鋼／鈷鎳合金	同裸金屬支架	生物聚合物材質 ／可吸收金屬
健保 是否給付	有條件給付	有條件差額給付	健保完全不給付
再狹窄 機率	20~40%	5~10%	5~10%
價格	低	浮動高，依品牌 定價	比前二者昂貴
優點	有條件全部健保 給付	比裸金屬非塗藥 支架再狹窄機率低	比裸金屬非塗藥 支架再狹窄機率 低，有機會全部 吸收
缺點	容易再塞住	健保有條件需 自費差額	健保完全不給付， 不適合用於複雜性 分支病變

06 治療風險

心導管介入性治療畢竟是侵入性手術，因此有一定風險。臨床上單純診斷性的心導管檢查併發症的機會為千分之一。氣球擴張術及冠狀動脈支架置放術的嚴重併發症機會為 1%。依據嚴重程度而有不同併發症：

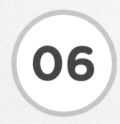 最常見的併發症——血腫

為穿刺部位的血腫，鼠蹊部的股動脈位置因為止血較困難及再出血的機會大，因此大多數的心導管介入治療都會優先選擇從手的橈動脈做穿刺。股動脈穿刺部位的血腫大部分會於 2 至 4 星期內由身體吸收，但有時也會遇到動脈穿刺部位無法癒合或是動靜脈廔管而需要開刀修復的。

✚ 較爲嚴重的併發症
——術中心肌梗塞、心包膜塡塞、中風

冠狀動脈在進行氣球擴張後，有些血管會產生內皮剝離（內皮剝離有時會造成血管內徑整個阻塞），另外氣球擠壓後，動脈硬化斑塊往遠端的血管掉落而形成血栓或影響血流。這些情形都會造成血管阻塞，進而產生術中心肌梗塞。遇到這些情況，就需要仰賴有經驗的心臟科醫師立刻處理，像是立刻支架置放以處理內皮剝離的問題；而血栓的問題則以血栓抽吸或是抗血小板藥物注射來處理。

然而會導致中風，則是因為心導管從橈動脈或股動脈通到冠狀動脈開口時，都會經過升主動脈，對於一些升主動脈動脈硬化或者鈣化嚴重的病患，如洗腎病患或年紀很大的病患，有時導管在操作過程中會不預期地將主動脈動脈硬化斑塊刮除下來，並且隨著血流將一些斑塊沖向頭部造成腦血管栓塞，就會形成中風的併發症。

✚ 較爲罕見的併發症——傷口感染及截肢

由於股動脈血腫部位的反覆性感染及栓塞，有時甚至造成下肢整個缺血壞死而需要截肢，因此目前針對股動脈穿刺部位的止血，有發展出自費的止血棉或是血管封合器，這些器材的使用都是為了能夠更確實地做好穿刺部位的止血。另外病人也要有警覺性，有出血或感染現象要快就醫。

✚ 需要注意的併發症──冠狀動脈破裂

　　這是所有做心導管的醫師都不希望遇到的。冠狀動脈破裂有可能是導線穿破冠狀動脈管壁所造成的，或是在氣球擴張時造成冠狀動脈裂開。一旦發生冠狀動脈破裂，血液會從破裂處不斷流進心包膜，因為心包膜內是密閉的空間，心包膜內的血液超過 150-200 C.C. 的話就會壓迫心臟腔室，形成心包膜填塞，造成血壓急速降低。這時候就必須緊急做心包膜穿刺來引流積液，讓血壓回升，同時用包膜式支架將血管破裂處覆蓋起來，並且用血管攝影來反覆確認是否仍有破裂滲血的地方。

　　若包模式支架處理仍無法將血管破裂處堵住，則須立即照會心臟外科安排緊急的開心手術以解決冠狀動脈破裂的問題。若發生上述這些嚴重的心導管併發症無法及時在手術台上經過緊急處置來穩定生命徵象時，除了向心臟外科醫師求助外，最常用及有效的處置方法為裝置葉克膜（Extracorporeal membrane oxygenation, ECMO），用以維持身體其他重要器官的血液循環，並且爭取時間來安排緊急的心臟開心手術。葉克膜於本書 PART 11 中有更詳細地介紹。

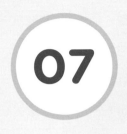

注意事項

✚ **手術前**

心導管和其他侵入性手術一樣，術前可以和醫師討論幾件事情：

1. **是否一定要接受心導管？**依臨床上的檢查和證據，如果接受心導管會比單純藥物治療要來的必要且有助益嗎？

2. **若是需要放置支架，要選擇哪一種支架？**裸金屬非塗藥支架？塗藥支架？還是可吸收支架？因為塗藥支架有時屬全自費或付差額醫材，每位病人在預算內能夠負擔多少支，最好能在術前就能和醫師討論決定。

3. **門診長期服用的藥物要繼續吃嗎？**術前都建議繼續服用，包括抗血小板藥物，若有任何不清楚的部分，都要事先諮詢，切勿擅自停藥。

4. **近期身體有異狀需要說嗎？**若是最近有發生腸胃出血的情況，一定要跟醫師告知，因為若已執行心導管且放置冠狀動

脈支架，標準療程都是會建議連續使用 3 到 6 個月的兩種抗血小板藥物，但是兩種抗血小板藥物的使用會使得腸胃道出血惡化，到時是否停止抗血小板藥物使用會變成很棘手的決定。因此術前若有腸胃道出血、或是其他地方有出血現象，務必告知主治醫師，由醫師評估是否要延後心導管的執行。

➕ 手術後

心導管術後也有一些要注意的事項：

1. **觀察傷口：** 留意穿刺部位是否有血腫或出血的情形，若是有明顯的血腫或出血，一定要馬上回診由醫師評估傷口。

2. **按時服藥：** 若有新放置的支架，標準療程都是建議連續服用兩種抗血小板藥物 3 到 6 個月，因此術後最重要的是記得按時服藥，因為中斷抗血小板藥物的服用會大幅增加支架內發生血栓的機會！對身體的細胞而言，新置入的支架是金屬外來物，在血管內皮細胞尚未完全覆蓋住支架表面時，都必須依賴抗血小板藥物的作用來降低金屬對於血小板細胞的活化，否則一旦金屬刺激血小板活化，容易產生支架內血栓而造成血管栓塞和急性心肌梗塞！因此若有狀況需要考慮停藥，一定要先回診和原主治醫師討論，切忌自行停藥！

3. **充分睡眠**：術後一般的生活作息和活動，並無特殊限制，記得足夠睡眠，避免過度勞累。

4. **異常不適**：若是術後出現胸悶、胸痛、活動時氣喘、甚至冒冷汗，記得要盡快回診，由醫師評估是否有支架內再狹窄的可能性。

醫師小叮嚀

並不是所有的冠狀動脈狹窄都可以用氣球擴張和冠狀動脈支架來治療。臨床上大約有兩成的病患是必須選擇冠狀動脈繞道手術。需要接受手術的情況包括：無法打通的慢性全阻塞病變、左心室收縮功能不佳並且合併三條冠狀動脈多處狹窄、左主幹病變等。

✛ 左主幹病變

冠狀動脈左主幹病變約占冠狀動脈介入治療的 3%-5%，和左主幹相連的是左前降支和左迴旋支動脈，供應心臟三分之二以上的血流，若是在支架置放過程中影響到左主幹的血流，又沒有來自右冠狀動脈的保護性灌流，則心臟的「血行動力學」會受到很大的傷害，產生大範圍的心肌梗塞、休克甚至死亡。因此歐洲心臟學會及美國心臟學會都建議冠狀動脈繞道手術為左主幹病變的首選治療。

然而近年來塗藥支架的進步大幅降低支架內發生再度狹窄機會，及血管內影像學的幫助，例如血管內超音波（Intravascular ultrasound, IVUS）和光學相干掃描（Optical coherence tomography, OCT），在台灣左主幹病變的患者接受心導管支架置放的比例越來越高，而且統計上這些病患的預後並不亞於接受冠狀動脈繞道手術的預後。不過處理左主幹病變畢竟有一定的風險，有的病患甚至必須在主動脈球幫浦（Intra-aortic balloon pump, IABP）或是葉克膜（Extracorporeal membrane oxygenation, ECMO）的支持下才能完成支架置放，因此術前的詳細評估及跟醫師充分的討論是必要的。

✛ 分叉病灶

另外一個心導管支架置放經常會遇到的挑戰是「分叉性病灶」。我們可以這樣想，冠狀動脈的三條主要血管是主要的幹道，這些主要血管分別會分出許多側枝支流血管。若是主幹及分支支流的交叉處都有動脈硬化狹窄，此處就稱作分叉病灶。

當醫師在冠狀動脈主幹進行氣球擴張或是置放支架時，因為動脈硬化斑塊的推擠，或是血管內膜的剝離，容易造成本來就有病灶的分支血管管腔變得更狹窄甚至阻塞，影響分支血流的通暢，甚至發生手術過程中的心肌梗塞。因此分叉病灶的處理非常重要。

分叉病灶約占總介入性治療病灶的 15%。國際上對於分叉病灶有完整的分類（依據分叉處主幹的近端、主幹的遠端、和分支口是否有狹窄而分成 7 類），目前證實裸金屬非塗藥支架在分叉病灶的再狹窄率比在非分叉病灶較高！而塗藥支架和裸金屬非塗藥支架相比，則能降低分叉病灶中主幹的再狹窄率與重大心血管併發症。

分叉病灶有二種治療方式

單支架策略	單純主幹放置支架，分支口不放支架或單純做氣球擴張。
雙支架策略	主幹和分支皆放支架。雙支架策略的術式又分成很多種。

至於採用何種雙支架置放技術，目前仍無標準，醫師會在手術過程中評估主幹與分支的狹窄情形、主幹與分支間夾角、與其血流供應心肌範圍的大小，才能決定使用何種雙支架的術式。

案例分享

　　陳先生今年 61 歲，有抽菸和高血壓病史，近半年來，如果步行時間較長就會胸悶和氣喘、尤其是跑步或是爬樓梯超過三層樓的時候。陳先生於是到心臟內科門診就診，經胸部 X 光檢查後並無心腫大或肺積水，且靜態心電圖也無心律不整或心肌缺氧現象。然而運動心電圖顯示明顯的 ST 段下降。經鉈 -201 心肌灌注掃描，顯示三條冠狀動脈供應的心肌範圍皆有壓力時明顯缺氧的現象。

　　由於所有的檢查皆顯示陳先生有嚴重的冠狀動脈疾病，因此陳先生在跟醫師討論後接受住院和心導管檢查。果然，心導管檢查的結果發現陳先生的三條冠狀動脈皆有嚴重的狹窄，左主幹到左前降支長病灶，且左前降支和左迴旋支開口為分叉病兆，左迴旋支為慢性全阻塞病變，右冠狀動脈從近端至遠端多處嚴重狹窄。根據心導管檢查的結果雖然冠狀動脈繞道手術為優先選擇，但是在醫師和陳先生與家屬解釋說明後，陳先生不想接受冠狀動脈繞道手術，而是選擇接受心導管介入治療。醫療團隊根據心肌灌注掃描的嚴重程度，決定先處理右冠狀動脈的狹窄。順利完成右冠狀動脈的氣球擴張及放置塗藥支架後，陳先生活動時的胸悶和氣喘狀況已大幅改善。

　　兩個月後陳先生被再次安排住院，接受剩餘的兩條冠狀動脈病灶處理，醫師先打通陳先生左邊的左迴旋支慢性全阻塞病灶，然後再以左主幹到左前降支為主幹，左迴旋支為側枝的原則，採用雙支架置放術來處理左主幹和左前降支和左迴旋支開口處的分叉病灶。術後陳先生復原良好，原先活動時會感到胸悶還有氣喘皆已消失。

人體的心臟就好像一間房子，這間房子有水管也有電線線路，電線的線路就好比心臟的傳導系統，穿梭在心臟肌肉之間，負責心臟的節律和細胞間電路的傳導。我們的心臟有四個腔室，而心房中隔和心室中隔就像是牆壁一樣將左右房間分開，而心房和心室的房間則有門作分隔，這個門就稱為瓣膜，右心房和右心室之間的門稱作三尖瓣，左心房和左心室之間的門稱作二尖瓣。這些解剖結構的了解和電燒手術有關。

爲失衡的心律，
找到一絲曙光

電燒手術

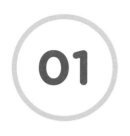

心律不整

　　在正常的心臟構造下，左邊和右邊房間的血液被中隔擋住是不會混在一起的。我們心臟各房間的收縮是保持規律性的，左右心房先收縮，將血液分別擠到左右心室，然後左右心室再收縮（此時心房和心室之間的瓣膜關閉，防止血液從心室逆流回心房），將血液運出心臟，分別運到主動脈和肺動脈。

➕ 電氣傳導系統

　　心臟能維持如此有規律性的跳動節奏則是仰賴一套複雜的電氣傳導系統。這些傳導系統和各心肌細胞的細胞膜上複雜的離子通道有關，各個離子通道所形成的膜電位差讓細胞有規律的在去極化和再極化之間反覆進行和傳導電流，在細胞層面上所有細胞規律地去極化造成心臟肌肉收縮，規律地再極化造成心臟肌肉舒張，進而讓心臟能夠永不歇息的持續跳動。

> 細胞去極化→心臟肌肉收縮
> 細胞再極化→心臟肌肉舒張

　　正常心臟的電氣傳導，起始於右心房和上腔靜脈的後交界點處，此處的組織細胞稱作竇房結，它的去極化和再極化週期較其他心臟組織短，配合上特殊的離子通道，能夠讓竇房結居於領導地位，一再重複的啟動心臟收縮的指令。竇房結的指令一下達，便會透過傳導系統傳到左右心房命令左右心房收縮，同時指令也會傳到房室結[1]，房室結再將指令經由希氏束[2]傳至心室的傳導系統，然後命令左右心室收縮。（請參照本書第 039 頁：圖 1-4 心臟傳導系統）

　　在正常的情況和正常的構造下，心臟電氣生理的傳導就是依循這種由上而下的順序，有條不紊的周而復始。任何情況下打斷了如此規律的傳導，就稱為心律不整。

心律不整的原因有哪些？

　　心律不整是一種不規則的心跳。當協調心臟跳動的電流傳導出現問題時，就會出現心律不整。簡單來說心律不整可以分為心跳過

1　房室結：位於右方房下方的心內膜裡，可以將右心房內竇房結所發出的訊號往下傳遞到希氏束。心房和心室是由結締組織相連，對電氣傳導是絕緣的，因此傳導系統要由心房傳至心室都要經過唯一的傳導體，就是所謂的房室結。

2　希氏束：希氏束始於房室結下方，並且往下延伸於心室間隔內，然後分為左右心室束支。可以將房室結的訊號往下傳遞到左右心室內。

慢或心跳過快兩大類。心跳過慢是指心跳速度每分鐘小於 60 下，至於心跳過快則是每分鐘心跳速度大於 100 下。造成這些心律不整的原因可能有冠狀動脈疾病，心肌梗塞後所留下的纖維化組織，遺傳性心臟病所導致的心臟結構發生變化，糖尿病、高血壓、年紀，新陳代謝疾病像是甲狀腺功能亢進或低下、睡眠呼吸中止症、電解質不平衡（血液中的鉀、鈣和鎂離子不平衡），毒品（安非他命、嗎啡、古柯鹼等）、酒精、咖啡因、抽菸，壓力與焦慮等。

● 心跳過慢有哪些原因？

心跳過慢的成因包括竇房結失能、房室結傳導障礙，使得心房或心室無法接受命令而正常收縮。治療有症狀的心跳過慢，除了投以少數藥物，經常會需要裝置心律調節器，也就是在心臟裝電池，來改善心跳過慢，細節將於 PART 7 作說明。

● 心跳過快有哪些原因？

心跳過快的成因則有很多，分為心房或心室的早期收縮、上心室頻脈、心房顫動或撲動、心室頻脈或顫動。以下分別介紹這些心律不整。

● 心房或心室的早期收縮

成因是心房或心室的某處心肌細胞還沒有接受到竇房結的指令

而去極化放電，導致提早啟動整個心房或心室的收縮。由於提早收縮讓平時感覺不到心臟跳動的我們，會突然感受到心臟跳一下特別大力，而有的人則是會感覺心臟漏一拍或是停一下的感覺。

這樣的情況也普遍發生於一般人，如果用 24 小時心電圖監測，可以發現發生心房或是心室的早期收縮的比率大致為 0~30 下 / 每十萬下正常心跳。若是頻率達到每日一萬次以上（占全日心跳十分之一以上），依過去的統計追蹤，這類頻發的心房或心室早期收縮病患較易併發後續的心室擴大及心臟收縮力降低，因此適當的治療是必要的，包括藥物治療或是電燒手術治療。（一般人每 24 小時心臟約跳十萬次，如此可知心臟每日多努力地工作）

✚ 上心室頻脈

上心室頻脈的成因，和「多了一條心房和心室間的傳導線」有關。之前提過，心房和心室是由結締組織相連，對電氣傳導是絕緣的，因此傳導系統要由心房傳至心室的唯一傳導體，即為房室結。除了正常的房室結傳導線之外，若於心房和心室間又多了一條傳導線，讓電流在多出來這條與房室結這兩條傳導線之間不斷的循環傳導，進而造成心房和心室不斷的接受刺激快速收縮，形成上心室頻脈。

心房和心室間多出的傳導線，有可能在左心房和左心室間、或

是右心房和右心室之間，這類型的傳導線稱為副傳導線（Accessory
pathway），若是副傳導線的傳導方向可以由心房傳至心室，這種不
正常的電器活動可以由靜態 12 導程心電圖所發現。[3] 這類型的上心
室頻脈又稱作 **霍夫—巴金森—懷特症候群**（Wolff-Parkinson-White,
WPW syndrome）。

　　另一類型的上心室頻脈則是和房室結之內產生的傳導迴路有
關。房室結從字面上看起來像一個「點」的構造，實際上房室結是
一片範圍的傳導組織，一般人在這片傳導組織中，僅有一條傳導快
速的途徑負責心房和心室間的電氣傳導，但在有些人身上，這片傳
導組織除了一條快速的傳導途徑，還會有另一條傳導較慢的途徑。
在平時，慢速的傳導途徑並無作用，因為電氣傳導都是經由快的傳
導途徑傳遞；然而若是心房或心室早期收縮的時間剛好發生在快的
傳導途徑上的不反應期時，就會在快和慢的傳導途徑間形成一個無
止盡的傳導迴路，導致心房和心室不斷的快速收縮，這種的上心室
頻脈稱作 **房室結迴旋頻脈**（Atrioventricular nodal reentry tachycardia,
AVNRT），而且占上心室頻脈約 6 成左右。

● 上心室頻脈會有那些症狀？

　　上心室頻脈發作時，病患主要的描述就是心臟突然加速持續跳

3　靜態 12 導程心電圖：藉由胸前與四肢的導極來記錄心臟的電器活動，藉由偵測心臟電氣傳
　　導的活動是否有所異常來診斷不同的心臟疾病。

動，速度比平常跑步的時候還要快（多介於每分鐘 160~210 下），有的人甚至伴隨頭暈或冒冷汗，這是因為心跳突然加速，會造成心輸出量低，因而造成血壓降低，通常是年紀較大或是本身血壓就偏低的人比較會有症狀。

上心室頻脈的成因是房室結內的迴路循環，或是房室結和副傳導線之間的迴路循環，所以要讓上心室頻脈停止的原理就是中斷迴路的循環傳導，因此只要能壓制房室結的傳導速度，讓電流傳導經過房室結時無法順利通過，或是通過後趕不上主導另一條傳導線的去極化，則循環傳導的迴路就會中斷，心搏過速的情況也會立刻恢復正常。

抑制房室結的傳導速度有幾種方式：

1. 急診給予靜脈快速注射的藥物

2. 有操作經驗的醫師給予頸動脈竇按摩術

3. 病患在家自行練習的持續的閉氣用力—伐式操作（Valsava maneuver）。

伐式操作

「伐式操作」這一詞，字面上看起來雖然陌生，但是並不會很難理解，我們常常可以在日常生活中體認到什麼是伐式操作。像是「用力」咳嗽、「用力」解便，甚至是「用力」舉起東西。

這些動作都跟「伐式操作」很相似。所以伐氏操作最主要是在「深呼吸」之後的閉氣且「用力」，這樣的動作會導致胸腹腔內的壓力上升，使得副交感神經系統活化。進而抑制房室結的傳導。當然這些方式都是在上心室頻脈發作當下使用，讓心搏過速停止，若要一勞永逸的治療讓上心室頻脈永遠不要再發作，則要靠心導管電氣燒灼手術將多餘的那條傳導線破壞掉。

✚ 心房撲動

心房撲動有可能是在心房內產生不正常的電流迴路所形成的。這些迴路常常發生在瓣膜附近或者是受損的心房組織周圍（像是開刀後所形成的纖維組織）。大部份心房撲動的速率每分鐘可以高達 250~300 下，然後經過房室結的減速以 2:1 或 3:1 的速度刺激心室收縮，因此心房撲動發作時，心跳大多為 100~150 下左右。

✚ 心房顫動

心房顫動則是在心房內（大部分是左心房）多個區域有各自不同的細小複雜迴路，讓整個心房的電氣傳導無規則可循，整個心房呈現顫動或蠕動，此時心房無有效的收縮功能。心房顫動的電流頻率大概為每分鐘 300~500 下，經過房室結頻率不一的衰減傳至心室去刺激

心室收縮，讓心室的收縮頻率完全不規則，所以心電圖的呈現也是完全不規則的心跳，這是心房顫動的特徵。由此可知房室結在減速或減少快速心房跳動傳至心室上扮演重要角色，類似剎車功能。

心房顫動是臨床上最常見的持續性心律不整，全人口的盛行率超過百分之一，而且隨著年紀越長越容易發生，70 歲以上的盛行率達到十分之一。因為心房顫動時心房無有效的收縮功能，讓血液在心房中流動緩慢，容易淤積產生血栓，尤其是在左心耳的構造特別容易產生血栓，這些血栓隨著血流打出心臟，很容易順著腦血管跑到腦部造成栓塞性中風。因此心房顫動的民眾發生中風的機會是沒有心房顫動的民眾的 5 倍。

治療或預防心房顫動的方式，可以使用藥物或是電氣燒灼手術，藥物通常是在陣發性心房顫動的初期能比較有效的控制心律，一旦演變成持續性的心房顫動，此時的藥物效果則不佳，這時候若想維持正常心律，往往須透過電氣燒灼手術才能達標。近十年來心房顫動的電氣燒灼手術有很大的進展，是治療心房顫動的一大利器。另外除了心導管電燒外，還有沒有其他的心導管治療方式可以減少心房顫動引發的栓塞性腦中風呢？有的，隨著醫療技術的發展，目前有一種新的導管技術稱為「左心耳封堵術」，可以用在心房顫動的病人身上來減少腦中風的併發症，之後 Part 5 會再詳細介紹這一項心導管手術。

✚ 心室頻脈與顫動

心室頻脈與顫動的發生是由於有不正常的電流傳導路徑存在於心室細胞間，此路徑形成迴路循環不斷刺激心室收縮。心室頻脈與顫動是猝死的重要原因，心室頻脈為一迴路，心室顫動則有數萬迴路。

心室頻脈通常發生於：

✚ 特發性的異位點，例如：左心室或右心室的出口，左心室傳導束支迴路。

✚ 心臟曾發生疾病的地方，例如：心肌梗塞處，心肌炎心肌受傷處。

如果電流進入到此路徑，就會造成迴路循環，進而引發心臟快速跳動。

心室頻脈與顫動其他的成因：

1. 電解質不平衡：高血鉀或是低血鉀

2. 先天性心臟病：遺傳性 QT 段 [4] 過長

3. 心肌細胞電路傳導的離子通道變異：布魯蓋達症候群

4　QT 段：心電圖上 Q 波結束到 T 波結束，這段期間的長短代表心臟細胞再極化所花時間的長短，通常跟心律不整有關係，太長或太短都會引發心律不整心電圖上 Q 波結束到 T 波結束，這段期間的長短代表心臟細胞再極化所花時間的長短，通常跟心律不整有關係，太長或太短都會引發心律不整。

特異性心室頻脈（Idiopathic VT）

少數的心室頻脈在臨床上的表現較爲良性，發作時病患血壓不會大幅下降，這類型的心室頻脈都是發生在構造和功能都正常的心臟，又稱爲特異性心室頻脈（Idiopathic VT），特異性心室頻脈治療的首選爲電氣燒灼手術，因爲成功根除心室頻脈的機率爲 8 成到 9 成以上。除了特異性心室頻脈外，大多數的心室頻脈都是有危險性的，這些心室頻脈發作時都會伴隨有低血壓和低心輸出量 [5]，因此會有冒冷汗、胸痛、暈厥等現象，若是心室頻脈轉變成心室顫動，則等於心輸出量瞬間停止，會造成病患猝死。此時需立刻實施電擊去顫及心肺復甦術才能搶救生命。要預防心室頻脈或是心室顫動造成的猝死，裝置體內去顫器是實證醫學上最可依賴的治療方式，然而頻發性的心室頻脈或顫動所引發的去顫器電擊風暴卻會讓病患心臟功能和心理明顯受損，此時就必須藉由電燒手術將心室頻脈的迴路阻斷，大幅降低心室頻脈發作的機會。植入體內去顫器將於之後的章節會再詳細介紹這一項手術。

---

5 低心輸出量：因爲心臟的血液輸出量低於正常值，患者通常會有全身無力，暈眩等低血壓症狀。

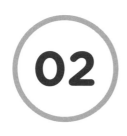

如何預防？

　　除了按照醫囑控制誘發心律不整的慢性病外也可以用改變生活的方式來預防心律不整。像是維持規則的運動，保持健康的體重，吃對心臟有益的飲食，戒煙，減少咖啡因和酒精，減輕壓力，遠離毒品。有明顯心律不整、暈厥，甚至猝死家族史者，可跟醫師諮詢基因檢測的可行性。

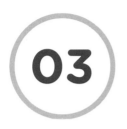 治療方式

　　電氣燒灼手術我們一般稱為電燒手術，電燒手術是利用電燒導管的高頻震盪能量，將導管前端金屬部分加熱（溫度可控，大部分是攝氏 50~60 度），然後依據熱破壞原理，將導管前端接觸不正常傳導迴路所在的心臟細胞，熱破壞一段時間後就能夠將多餘的心臟傳導組織破壞，達成電燒手術的目標。

　　傳統上，不像心導管支架手術可以在冠狀動脈注射顯影劑讓整個要處理的病灶在 X 光機下顯示的很清楚，心臟的傳導線是存在細胞間的傳導組織，是無法利用顯影劑或 X 光機顯示出來，因此傳統的電生理檢查或是心導管電燒手術，操作醫師一般會專注於導管收集的心臟內部的傳導訊號，因此有時心導管電燒手術比心導管支架手術還要困難及複雜，時間花費也較久。

✚ 電燒手術是如何進行的？

　　傳統的電氣生理檢查，會先放四隻多極導管到心臟內記錄訊號，

分別放在右心房、右心室、希氏束所在，及冠狀竇內，然後透過一整套的電生理檢查（包括心室或心房連續刺激、心房早期刺激、心室早期刺激等等）來記錄心房和心室的訊號。觀察不同情況下、不同腔室間的訊號順序，就可去瞭解多餘的傳導線是存在哪個部位，然後再利用電燒導管去目標部位附近仔細尋找最早的誘發點，並將該處的傳導線破壞。

因為電燒全程都在查看各個導管記錄到的心臟內部訊號，因此有時被笑稱看電生理檢查好像是在看天書，完全看不懂。不過就是透過這些複雜的操作，才能利用心導管不開刀的方式處理掉多餘的傳導線，讓病患免除陣發性心搏過速的困擾。其實在心導管電燒手術發明之前，要處理霍夫—巴金森—懷特症候群（Wolff-Parkinson-White, WPW syndrome）是必須接受開胸開心手術，對病患和醫師而言都承受相當大的壓力。

不同種類的電燒手術有哪些差異？

電燒	心房顫動	心室頻脈	上心室頻脈
手術過程	需要沿著心臟的構造做一整圈、數條線甚至一小塊平面的電燒		主要看訊號，X光機為輔。大多電燒一兩個處即完成。
手術時間	耗時		快
補充說明	有一定復發比率	若出現結構性心臟異常的心室頻脈，有時需利用葉克膜輔助來進行手術	復發率低

　　傳統的電燒手術在處理上心室頻脈的成效很好，成功機率都有 95% 以上。近年來，心房顫動和心室頻脈的電燒也越來越多，然而這兩種不整脈的電燒和傳統的上心室頻脈電燒不太一樣：上心室頻脈電燒主要是看訊號，X 光機為輔就能將多的傳導線處理掉，很多時候電燒一兩個點就結束手術。然而心房顫動和心室頻脈的電燒則比較需要沿著心臟的構造做一整圈、數條線甚至一小塊平面的電燒，這種情況下光靠傳統 X 光機並無法完整記錄整個的心臟構造和電燒過的點，因此就有 3D 立體電生理成像機的應用。

3D 立體電生理成像機

3D 立體電生理成像機的原理是在病患背後貼上數個固定的貼片，配合機器的偵測，在心臟附近建構出電磁場，當 3D 導管從靜脈深入心臟內部時，機器就能偵測導管在電磁場中的參數變化，描繪出導管附近心臟的 3D 結構，並利用高速精密的電腦運算，精準呈現心臟 3D 立體結構及導管相對位置。機器同時也能記錄導管接觸心臟的所有電氣訊號，完整提供心臟組織電位高低及去極化的順序，方便醫師準確找出心律不整的病灶與清楚呈現心律不整的機制。簡單說，3D 心導管立體電燒手術就是利用精密影像畫面協助醫師建構精準心臟構造及不整脈的來源與路徑，進而成功電燒。

　　心房顫動的電燒一般的作法是左邊上下肺靜脈一整圈電燒及右邊上下肺靜脈一整圈電燒，來隔絕心房顫動的源頭，因為是一點一點（每個點大約直徑 2~4mm）電燒相連，所以若要確保相連無間隙，一定得借助 3D 立體電生理成像機的精準紀錄燒過的部位，這種是傳統 X 光影像電燒無法做到的。

　　有賴心房顫動的電燒設備和技術移植不斷精進，包括能夠偵測接觸壓力的導管、多電極高密度收取訊號的導管、高能量低秒數的電燒策略等，將一台心房顫動的電燒手術時間從 10 多年前的 5 到 6 小時大幅縮短至 3 小時內可以完成。

　　結構性心臟異常的心室頻脈，例如缺血性心臟病、擴張性心肌病變，大多有不正常的電流迴路或傳導路徑存在於心肌細胞受傷處（或低電位心肌細胞處）。這些區域因為心肌細胞的傳導電位都較低，且有很多心肌瘢痕 [6] 存在，如何在這些低電位及瘢痕的區域中找出誘發心律不整的關鍵點，決定了是否能成功完成心室頻脈的電燒。這也必須借助 3D 立體電生理成像機，並且配合使用多電極高密度收取訊號的導管，就能仔細描繪出心室病灶和心室頻脈的路徑。

　　心室頻脈的電燒和心房顫動的電燒另一個不同處，是很多結構性心臟異常的心室頻脈在發作時，血壓很低，無法有足夠時間讓醫師完整的繪出心室病灶，因此有些困難且頻繁發作的病例，甚至需要在葉克膜的心肺循環支持下，才能在心室頻脈發作下完整找出迴路途徑。葉克膜於 Part 11 會再詳細介紹。

6　心肌瘢痕：因為心臟細胞受損導致纖維化組織增生取代正常心臟細胞。

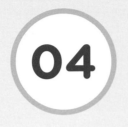

治療風險

✚ 上心室頻脈電燒手術的風險

　　傳統的上心室頻脈心導管電燒手術，在經驗足夠的醫院算是相對安全的侵入性手術，手術的風險比心導管支架置放還要低，大約為百分之一以下，這百分之一的風險大多是發生在房室結迴旋頻脈的電燒：因為有些房室結迴旋的病患的兩條房室結傳導線非常靠近，在電燒多餘的傳導線時有可能會傷到正常的房室結傳導線，造成房室結阻斷。若是沒有恢復的房室結阻斷，則需裝置永久性心律調整器。

　　遇到電燒時有可能會造成房室結阻斷的情況，是可以考慮中止電燒手術，另外再安排所謂的冷凍消融術。因為電燒是熱破壞，對細胞是不可逆的破壞，而所謂的冷凍消融術是將一氧化二氮（N_2O）氣體冷凍的原理，來冷凍破壞不正常導線，冷凍消融導管在消融手術時會黏著在組織上，導管較穩定，不像電燒導管會亂晃，傷及其

他組織。消融過程中如果冷凍到正常的導線，出現房室傳導阻礙，只要在短時間內停止冷凍消融，即可避免造成永久性的房室阻斷。兒科的病患，因為心臟內空間較小，較易傷到正常傳導線，因此大多使用冷凍消融手術。

此外很少見的併發症是在左側副傳導線的電燒，須將電燒導管從股動脈逆行至升主動脈再進入左心室，因此需打肝素抗凝劑預防導管在左心室內產生血栓。但還是有極少的案例報導發生血栓，導致中風的併發症。

✚ 心房顫動的電燒手術風險

● 心包積液、心包填塞、血栓性中風

心房顫動的電燒風險就比傳統的上心室頻脈風險高，大約為2%。心房顫動電燒手術前都必須安排經食道超音波排除左心耳血栓的可能。術中必須實行心房中隔穿刺手術將導管從右心房送至左心房，房中隔穿刺手術就有 0.5% 的可能性刺穿心房側壁而造成心包積液及心包填塞。在心房顫動的肺靜脈隔離電燒手術因為時間較長，必須連續輸注肝素達到一定的抗凝血功能，然而 1% 的血栓性中風仍是心房顫動電燒最嚴重的併發症之一，此外心房壁較薄，在電燒心房後壁最薄的地方有可能燒破心房後壁，造成心包填塞而需要緊急做心包膜積液引流手術。

● 食道電燒傷害

目前台灣已經引進能夠偵測接觸壓力的電燒導管，在導管超過安全力量接觸心房壁時會顯示警訊，降低心包填塞的可能。另外少見但嚴重的併發症是食道電燒傷害，因為食道緊貼著左心房後壁，因此電燒導管在左心房後壁電燒時，若位置剛好和食道接近、使用的能量較大且電燒的時間較久，就有可能造成食道熱傷害，甚至形成心房和食道間的不正常通道（廔管），遇到這種情況的話，死亡率極高。為了避免食道傷害，在電燒後壁時的能量都會降低，或是可放置特殊的溫度計到食道內監測食道的溫度，當溫度超過危險值時可提醒醫師降低能量或更改電燒位置。

冷凍氣球導管

因為心房顫動的電燒有一定的風險，且時間較長，因此也有人把冷凍消融術應用在肺靜脈間隔手術，而設計出冷凍氣球導管。藉由氣球的形狀，將導管卡在肺靜脈口，再由液態氮將組織降溫至零下 40 至 55 度而將組織凍結，達到整圈肺靜脈阻隔的目的。由於冷凍範圍為與氣球接觸的心臟組織產生的隔離線較為均勻且有一定的寬度，可以減少隔離再復合的機率，且整體的手術時間較短，大部分在兩個小時內都可完成。

　　冷凍氣球導管的缺點為須配合 X 光機及顯影劑才能確認氣球和組織是否密切貼合，整個手術過程 X 光輻射量遠大於 3D 心導管立體電燒手術，雖然最近已經開始使用心內超音波來輔助而不用 X 光機顯影，但仍不普遍。此外冷凍氣球導管的消融也有可能造成右側橫膈神經的傷害，但此傷害大多是可逆的，也可以在消融過程中利用電刺激橫膈神經來監測。

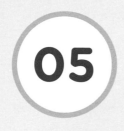 **注意事項**

1. **手術過程的麻醉方式：**心導管電燒手術時間依難易度，從一個半小時到 3、4 個小時不等。依照各醫院醫師的習慣及病患的情況，可以術前和醫師討論要清醒著做電燒（像心導管支架手術）或是麻醉下實行（麻醉又分為靜脈藥物麻醉或是插管全身麻醉，需和醫師討論）。靜脈麻醉下做電燒病患比較不會焦慮，也比較不會躺不住（尤其是心房顫動的電燒，病患躺在導管台上整個過程要 2 至 3 小時都不能動，對清醒的病患是很大的考驗），但也需有熟練的醫療團隊監測靜脈麻醉時的呼吸道順暢及動脈血壓。

2. **影響手術的藥物是否停藥：**心律不整病患平日若有長期服用抗心律不整藥物，術前必須由醫師決定是否停藥（因為有些太強的抗心律不整藥物會讓電生理檢查時無法誘發快速不整脈，而影響診斷），若醫師有建議停藥請記得遵照醫囑術前停藥。抗血栓藥在大部分的情況下不需停藥，但若是接受心房顫動的電燒手術，有的醫師會建議病患停一天的抗血栓

藥，因此是否停用抗血栓藥請記得術前和醫師討論。

3. **術後護理**：電燒導管大部分是從股靜脈進入，有些醫師習慣將檢查導管從右頸靜脈插入，大部分靜脈的傷口都不難護理，也不太會有血腫的問題。若是靜脈麻醉或是左側副傳導線電燒需要用到股動脈，則術後須注意平躺時間及一星期內勿出力深蹲，避免股動脈血腫，若有發現擴大性的股動脈血腫，則務必回診時向醫師告知。

另外要注意的就是前段提及的手術併發症，像是房室結迴旋頻脈的電燒術後，如果發現心跳變很慢就要小心是不是房室結受到傷害。有時電燒時能量會透到心肌外層，刺激心包膜，產生心包積液，量多時會造成心包填塞。因此術後若有心包填塞的症狀（如心跳快、血壓低、端坐呼吸）則須儘速回診。電燒手術後，若原先有在服用的抗血栓藥要記得繼續服用，抗心律不整藥物是否需繼續服用則要和醫師討論。

醫師小叮嚀

電燒手術的進展日新月異，不斷的出現較安全、精密的導管設計，當然這些新的導管健保並無給付或只有部分給付，由於價格皆不便宜，因此術前病患可上網作功課，並且和醫師討論是否使用。

3D 心導管電燒手術：3D 心導管電燒手術目前不僅僅用於心房顫動或心室頻脈的電燒，目前也越來越多醫師將其應用在上心室頻脈的電燒，因爲能夠將導管經過的心臟範圍描繪出來，相對於 X 光機能夠提供給醫師更完整的位置資訊。此外，若是利用特定的 3D 立體電生理成像機使用電阻定位，任何金屬導管進入血管內就會因爲電阻的改變而被顯像出來，類似傳統 X 光機的顯像功能，所以整個電燒手術過程都可以仰賴 3D 立體電生理成像機的影像而不需使用 X 光機，達到所謂的零輻射電燒手術，降低醫師和病患的輻射危害，甚至在孕婦病患都能夠安全的從事電燒手術。目前健保並無給付 3D 立體電生理成像機的貼片使用在上心室頻脈的病患，因此若選擇接受零輻射電燒手術，需負擔貼片的費用。

案例分享

　　范先生，62 歲，是位工學院教授，著作等身，身兼數職，異常忙碌，患有高血壓以及糖尿病數年，均已在當地診所做良好控制。近日來常覺得突發性心臟撲通撲通的跳，伴隨頭暈目眩，使用手機 APP 測脈搏約每分鐘有 150 下左右，且脈動不規則。他到診所做心電圖，發現是心臟有心房顫動，心跳高達每分鐘 167 下。他的肝腎功能均正常，甲狀腺功能也正常。診所醫師並做心臟超音波檢查，發現除了左心房輕微擴大外，范先生的心臟並沒有其他結構性異常，診所醫師診斷為陣發性心房顫動。在給予數種抗心律不整藥物之後，范先生的心房顫動並無法有效控制，他接受新型抗凝血劑作為預防中風，後來發作頻率越來越頻繁，他根本無法工作，也沒法上課，有時須到急診室打靜脈注射藥物才會緩解症狀，因發作嚴重影響他的生活品質，為了避免再次發作，於是診所醫師建議范先生接受心房顫動電燒手術。范先生因而被轉介入台大醫院做電燒手術。

　　范先生於台大醫院住院後，先接受了經食道超音波檢查，確定左心房、左心耳並無血栓形成，同時做心臟電腦斷層，確定左心房及肺靜脈結構正常。

　　范先生接受靜脈注射鎮靜劑，並接受股靜脈穿刺，然後做心房

中膈穿刺，再將電燒導管由右心房放到左心房，作環肺靜脈導管隔離燒灼，這種手術對於藥物控制不良之陣發性心房顫動有其效果。但由於電燒造成組織破壞的深度可達數釐米，併發症有心包膜填塞、腦栓塞中風、膈神經受傷和食道穿孔等等，所幸這些併發症發生率低，這次手術均未發生，范先生手術時間約 3 小時，醒來之後，只聽見醫師告訴他，手術順利完成了。

范先生於是開開心心的出院，他的心房顫動在術後也沒再發作了。他覺得身體更好了，連上好幾小時的課也能負荷得了，加上他運動時也覺得體力跟之前差不多，完全不會感覺心臟不正常跳動。他將術後恢復情形告訴醫師，醫師便將一些心律不整藥物停用，只留下治療高血壓藥物，以及口服抗凝血劑預防中風。由於路途遙遠，范先生又回到診所接受規則藥物治療。

如前所述，心房顫動是臨床上很常見的一種心律不整，盛行率大約為 1 ～ 2%，隨著年紀的增加，心房顫動的盛行率也會隨之增加，通常年紀超過 60 歲後，心房顫動的發生率就會大大的增加。除了年齡外，性別也和心房顫動的發生有關，像男性的發生率就大於女性。

心房顫動與
左心耳封堵術

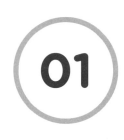 心房顫動

　　臨床上心房顫動是以不規則的心臟跳動所表現的心律不整，而且這樣的心律不整會造成左心房跟左心室無法同步收縮，也因此減少左心室的血流輸出。在左心房不停地顫動下，血液很容易滯留在左心房內形成血塊，一旦血塊脫落便會順著血流跑到腦部的血管，導致腦中風的發生。

　　因此心房顫動病人的中風風險為沒有心房顫動的病人高出五倍之多，而且有一部分的病人其實有心房顫動，但是症狀不明顯，因此直到發生中風了才第一次知道自己有罹患心房顫動，所以心房顫動雖然常見但是絕對不能輕忽！平常如果有心跳會突然加速心悸的症狀就要注意有可能有心房顫動！

✚ 心房顫動的原因有哪些？

　　年紀大的病人或者是心臟本身就有疾病的病人，像是冠狀動脈狹窄、瓣膜性疾病、先天性心臟缺陷，以前心臟手術所留下的疤痕

或是心臟衰竭的病人，這些心臟結構上的問題都是造成心房顫動的常見原因。其他像是高血壓，肺部疾病，心臟竇房結節律點出現問題，睡眠呼吸中止、肥胖、甲狀腺功能亢進、藥物、酒精、咖啡因、毒品、抽菸、家族史，或者是因為手術、肺炎或其他疾病所引起的壓力都有可能會引起心房顫動。

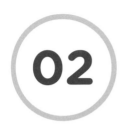

如何預防？

　　除了遵照醫囑並且控制可能引起心房顫動的慢性病外，健康的生活方式也可以降低心房顫動的發生，像是少鹽少糖與低脂肪的健康飲食，固定運動並且維持健康的體重、戒煙、減少酒精和咖啡因的攝取、遠離毒品，情緒與壓力管控都可以預防心房顫動的發生。

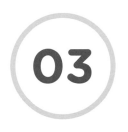

治療方式

　　臨床上心房顫動的治療除了抗心律不整及抗凝血藥物外，最常見的選擇就是心導管的電氣燒灼術，但是除了心導管電燒外，還有沒有其他的心導管治療方式可以減少心房顫動引發的栓塞性腦中風呢？有的，隨著醫療技術的發展，目前有一種新的導管技術稱為左心耳封堵術可以被用在心房顫動的病人身上來減少腦中風的併發症。這一項新的心導管技術是由作者蔡醫師於 2013 年引進台灣。

✚ 什麼是左心耳封堵術？

　　藉由心導管跟 X 光影像的指引，醫師可以順利的把適當大小的左心耳封堵器放置在病人的左心耳裡面。人體的左心耳位於左心房的前端，左心耳的內層為網狀的心臟肌肉，由於這樣特殊的構造，再加上心房顫動發作時，左心房的血流很容易滯留在左心耳內，導致血液很容易在左心耳內凝結成血塊。所以左心耳封堵器放置在左心耳後，就好像在左心房與左心耳中間加上了一層屏障，用以阻絕

血液在左心耳內滯留且凝結成血塊，預防血栓跟腦中風的情況發生。放置左心耳封堵器一段時間過後，左心房內皮細胞會沿著左心耳封堵器的高分子聚合物薄膜表面生長並且形成新的內皮，防止血液進一步凝結在左心耳上面形成血栓。

✚ 什麼樣的病人適合左心耳封堵器？

● 無法長期服用抗凝血藥物

　　臨床上心房顫動的治療著重在減輕病人的症狀及預防心房顫動所引起的併發症，像是腦中風或者是心臟衰竭。所以醫師會先用心律不整的藥物、心導管電氣燒灼術來控制病人的心跳，或者是開立其他種類的心臟藥物來減緩心房顫動所併發的心臟衰竭症狀。此外醫師也會讓病人服用抗凝血藥物來預防血栓的形成。但是有些病人因為合併其他疾病，或容易出血的體質，所以不適合抗凝血藥物的使用，尤其是嚴重的出血，比如腦出血或危急生命的腸胃道出血等，對於這類型的病人來說，左心耳封堵器提供了另外一種可行的治療方式。因為心房顫動所形成的血塊大約有 9 成以上都在病人的左心耳內，所以對於不適合長期服用抗凝血藥物的病人且中風風險高的病人，比如年紀大、有高血壓、糖尿病、心臟衰竭、冠狀動脈有狹窄或之前中風過的病人，左心房封堵器很適合成為抗凝血藥物的優先替代選擇。

● 即使使用抗凝血藥物仍中風

　　另外有一類的病人，他們都有按照時間吃標準劑量的抗凝血藥物，但是即使如此還是發生了中風，此時我們不可能像高血壓藥物或者是降血糖藥物，控制不理想就再加上另一種藥物，抗凝血藥一次只能吃一種，不可能再加第二種抗凝血藥物，如此病人會有非常高出血的機率。這個時候接受左心耳封堵心導管手術是另外一個治療選擇，也就是不加第二種抗凝血藥物，而是繼續吃一種抗凝血藥物再加上左心耳封堵的第二個治療，這樣就有雙重的治療來預防中風。

✚ 左心耳封堵器的心導管手術過程

　　臨床上醫師會根據病人的左心耳結構來選擇對病人最適當的左心耳封堵器。

① 全身麻醉

在左心耳封堵器置放的過程中，病人會被全身麻醉。然後醫師會先幫病人安排經食道心臟超音波檢查，確認病人的左心耳內沒有血塊的形成。如果左心耳有血塊，手術過程中有可能就發生中風。

② 心房間隔穿刺術

醫師會在病人的鼠蹊部進行股靜脈穿刺，並且在 X 光與經食道心臟超音波的導引下，進行左右心房的心房間隔穿刺術。

③ 放入左心耳封堵器

將左心耳封堵器從右心房送至左心房的左心耳內。整個手術過程一般為 2 小時。

④ 轉入加護病房

手術後病人會先被轉入加護病房，觀察病人的生命跡象並確認病人沒有發生心包膜積水及封堵器脫落，若一切正常則隔天即轉至普通病房。

　　如前所述，因為心房顫動電氣燒灼術電燒導管是要到左心房進行電燒手術，而左心耳封堵器也是導管要到左心房的左心耳植入，因此這兩項手術可以同時實施，這樣病人只要做一次心房中隔穿刺就可以了，稱為一站式的心房顫動治療，至於哪些病人適合這種一站式治療，醫師會跟根據臨床檢查的結果來決定，並且跟病人討論與建議。目前有越來越多病人接受這樣的一站式治療，手術以後有一部分的病人甚至是可以完全不用服用抗心律不整藥物及抗血栓藥物。

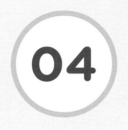

治療風險

　　目前由心導管所進行的左心耳封堵術技術上已經很成熟，術後併發症的發生通常跟病人本身的臨床情況有關，像是有沒有合併其他慢性疾病？除了心房顫動外有沒有心臟衰竭？這些都會影響併發症發生的機會。

臨床上最常見的併發症有：

✛ 穿刺傷口的血腫

✛ 感染

✛ 心包膜積血

✛ 心臟破裂

✛ 心律不整

✛ 左心耳封堵器脫落

✛ 急性血栓的形成

✛ 腦中風

　　這也是為什麼術後病人會被轉至加護病房的原因，一旦發現有這些不可預期的併發症發生時醫療團隊才能馬上處理。

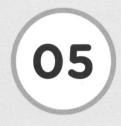 注意事項

一般來說，醫師會安排病人術後 1 至 3 個月回診，並接受經食道心臟超音波的檢查，確認左心耳封堵器維持在適當的位置，以及是否完整的包覆左心耳而沒有大範圍的滲漏，也會監測病人有沒有心包膜積水的情況發生，並確認病人的左心耳封堵器表面是否有血栓產生。務必留意身體變化：

是否有封堵器掉落徵兆？

+ 心跳變快
+ 呼吸困難，甚至需要端坐呼吸
+ 血壓變低

是否有中風徵兆？

+ 意識情況改變
+ 突然感到單側肢體無力或者是麻木
+ 顏面表情兩邊不對稱
+ 口齒不清

是否傷口出血、血腫或感染？

　　一旦有上述情況發生時要趕緊通知醫護人員或者是就醫尋求協助。

**　　放置左心耳封堵器術後是否可以馬上停止抗血小板或者抗凝血藥物的使用？**

　　放置左心耳封堵器後醫師通常會開立短期抗凝血劑及抗血小板雙重治療。通常這些藥物會讓病人持續服用 1 至 3 個月的時間，並且依據病人的臨床狀況來做調整。有時醫師也會根據經食道心臟超音波的檢查來決定這類藥物要服用多久。如果沒有禁忌症，就像植入冠狀動脈支架一樣建議病人繼續服用抗血小板劑。如果病人有嚴重出血，少部分病人術後可不服用任何抗血栓藥物。

醫師小叮嚀

左心耳封堵器心導管手術目前還是屬於所謂的救援投手，也就是無法長期使用抗凝血劑，或是使用標準劑量抗凝血劑還依然中風的病人才會考慮的手術，雖然做了這項手術以後就不用再服用抗凝血劑，然而目前尚未獲得臨床證據支持：是否可於還沒有開始使用抗凝血劑就直接進行這項手術。另外，封堵器脫落還是目前一個在治療上極具挑戰的併發症，還好它發生率不高，但也因為它發生率不高，對於它的治療，醫師也相對沒有經驗，有時甚至需要進行開心手術才能安全取出封堵器，這也是病患在接受這項手術以前必須知道的可能風險之一。

案例分享

　　張先生是一位76歲男性，有高血壓及冠狀動脈心臟病、糖尿病，長期於區域醫院治療，最近幾年來，他走路經常覺得氣喘吁吁，心導管檢查發現冠狀動脈並無支架處再狹窄的現象，但他心跳為每分鐘126下，醫師診斷為心房顫動，於是開了口服抗凝血劑及控制心律的藥物給他。起初，張先生常發現運動時身體會莫名其妙瘀青一片，但醫師告訴他，這是抗凝血劑的常見作用，為了預防中風，還是需要繼續服用此藥物，因此張先生遵從醫師，繼續服用口服抗凝血劑。

　　就在 2021 年底，張先生因腳痛到診所拿一些止痛藥吃，卻在某一天覺得頭暈目眩，差點要暈倒，於是到了台大醫院急診室，他主訴最近有解大量黑便，到急診時，血壓只有 76 毫米汞柱，心跳高達 178 下，測出血紅素只有 7g/L，因此診斷是胃腸道出血，在緊急輸血（共 1500 cc）後，生命徵象終於穩定下來，內視鏡發現他的胃及十二指腸都有潰瘍及出血現象，但幽門螺旋桿菌測試為陰性，推測是止痛藥造成潰瘍，加上抗凝血劑讓血液不容易凝固，因此才大量出血。張先生因此非常抗拒繼續使用抗凝血劑。

但是，心房顫動病人特別容易中風，且中風血栓來源大部分是左心房的左心耳，於是心臟科醫師建議他接受左心耳封堵心導管術，這樣就可以不用終生服用抗凝血劑，張先生欣然接受。

手術前一天，張先生接受經食道心臟超音波檢查，確定左心房及左心耳沒有血栓，並接受心臟電腦斷層攝影，已確定左心耳結構無特別異常。手術時，他接受全身麻醉，在經食道心臟超音波及左心耳攝影之下，醫師選擇最適合的左心耳封堵器，經股靜脈、心房中膈，再放置到左心耳，置入後再確定沒有顯影劑滲入左心耳（表示有完全封堵），即完成手術，術後張先生進入加護病房觀察，第二天轉入普通病房，並於隔天出院。

出院後，張先生接受短暫抗凝血劑及抗血小板雙重治療，接下來改長期使用不會引起消化道潰瘍的抗血小板治療，在心律控制得宜的狀況下，他覺得恢復之前的身體狀況，運動時已不會動不動就瘀青，重要的是，即使沒服用口服抗凝血劑（抗凝血劑和抗血小板劑不同，兩者我們統稱為抗血栓藥物），他也不用擔心因為心房顫動而造成腦中風了。

主動脈瓣狹窄，顧名思義，就是主動脈瓣發生病變，阻礙血流通過。心臟除了分為左右心以外，還分成心房和心室兩個結構，左心房把血液送給左心室，左心室再把血液打出去供養全身，左心室把血液打出去的時候血液會經過主動脈瓣，因此主動脈瓣是左心室的出口，主動脈瓣的功能就是阻止血液在心臟舒張的時候回流到左心室，因此它的功能很重要。

心臟瓣膜的呼救，
開刀外的解決之道

心導管瓣膜修補及置換

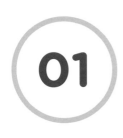 主動脈瓣狹窄

　　如果主動脈瓣因為退化變得僵硬或鈣化，會讓主動脈瓣所形成的出口面積減少，稱為主動脈瓣狹窄，如此一來，血液為了要從左心室打到全身的阻力便會增加，而左心室的負擔也會跟著增加，因此造成左心室肥厚，長久以來會讓左心室生病甚至擴大，造成左心室衰竭。

常見的左心室衰竭的症狀有下列這些：

+ 日常作息常感到呼吸急促或者喘息不舒服
+ 日常作息常感到心跳變快
+ 睡覺時常需要把枕頭墊高才能入睡（像要用到兩個枕頭墊高頭部）
+ 睡覺時常因咳嗽而須起床端坐呼吸才能減緩症狀
+ 常常發現腳踝或者小腿有腫脹的情形
+ 常常會感到疲累而不想活動

假如主動脈瓣發生狹窄，長時間下來，左心室的功能會衰竭，症狀就好像是心臟衰竭，稍微動一下就會喘及胸悶，然後半夜睡覺睡到一半的時候會因為喘的關係醒過來，另外因為主動脈狹窄的關係，血液流過去狹窄的區域會產生高速血流，胸前聽診會有咻咻雜音出現，就好像我們壓住水管的時候，水流速度會變快，發出咻咻的雜音。

主動脈瓣狹窄情況嚴重的話，因為瞬間腦部血流不足，或者是心臟受不了而發生心律不整、心跳太快，病人有可能會猝死或暈厥。只要有暈厥、心衰竭、胸悶胸痛（排除冠狀動脈狹窄引起的胸痛），均需要進一步治療，包括開刀置換主動脈瓣或經導管置換主動脈瓣。

✚ 造成主動脈瓣狹窄的原因有哪些？

造成主動脈瓣狹窄的原因可以分為好幾種，我們分為下列幾項來一一說明。

先天性二葉主動脈瓣：有些小孩子出生時主動脈瓣只有兩個尖瓣我們稱之為二尖瓣主動脈瓣，而不是正常的三尖瓣主動脈瓣。除了二尖瓣主動脈瓣外也有在極少數情況下，主動脈瓣只有一個尖瓣。這些先天性的瓣膜性疾病都很容易造成主動脈瓣狹窄。

風濕性心臟病：未經治療的鏈球菌性喉炎常常會損壞心臟瓣膜並且在主動脈瓣上形成疤痕與纖維化組織。這些纖維化組織會使得主動脈瓣的開口變窄或變形。讓鈣離子的沉積物很容易聚集在該表面上造成主動脈瓣狹窄，常伴隨主動脈瓣迴流。

主動脈瓣退化鈣化：鈣是一種存在於血液中的礦物質。隨著年齡增長與血液流過主動脈瓣，鈣沉積物會積聚在退化的心臟瓣膜上。這種情況通常發生在 70 或 80 歲以上的老年人身上。這類病人也常常合併冠狀動脈心臟病、慢性腎衰竭、慢性阻塞性肺病等，盛行率約 3~4%，而且發生的機會隨著年齡增加而增加。

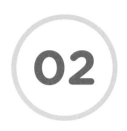

如何預防？

　　預防風濕熱。當您喉嚨痛時，如果診斷為鏈球菌性咽喉炎可以在醫師的評估下適當使用抗生素治療。未經治療的鏈球菌性咽喉炎可能會發展為風濕熱並且導致主動脈瓣狹窄及迴流，而風濕熱在兒童和年輕人中更為常見。此外也要維持良好的口腔衛生習慣並且定期檢查牙齒與洗牙，感染的牙齦（牙齦炎）和感染的心臟瓣膜（心內膜炎）之間可能存在聯繫。這些因為感染所引起的心內膜炎也會導致主動脈瓣狹窄及迴流。

　　控制高血壓、高膽固醇、肥胖與戒煙，這些讓血管發炎因子都有可能會導致鈣沉積在主動脈瓣，並且與主動脈瓣的狹窄有關。

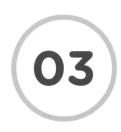

治療方式

✚ 傳統開胸手術

　　主動脈瓣狹窄，過去的處理方式是需要開刀直接把胸部打開，置換一個新的主動脈瓣，但是現在醫療技術已經發展到可以不用開刀，我們可以經由心導管就可以把新的主動脈瓣膜植入病人的體內，經由這項技術，很多患有嚴重主動脈狹窄的病人不需要再進行開胸手術了！

　　這樣的技術是非常重要的，因為很多罹患主動脈狹窄的病人年紀都很大，開刀的風險非常高。以往這些病人就是因為手術風險高而不願接受開刀治療，所以這樣的病人很快就會因為主動脈狹窄併發心臟衰竭而過世。有了這項新的導管技術以後，可以造福很多主動脈狹窄而開刀風險高的病人。

傳統開胸手術 VS 心導管手術

	傳統開胸主動脈瓣膜置換手術	經導管主動脈瓣膜置換手術
優點	・健保給付	・手術時間短（約需 2-4 小時） ・手術風險比傳統開胸手術低 ・傷口小（鼠蹊傷口約 0.5 公分） ・傷口感染機率小 ・出血機率小 ・住院時間短（約需 3 天至 1 周） ・復原期短（約需 1-2 周）
缺點	・手術時間長（約需 4-6 小時） ・手術風險較高 ・傷口大（胸前傷口約 20 公分） ・傷口感染風險 ・出血風險 ・住院時間長（約需 1-2 周） ・復原期長（約需 1-2 個月）	・健保有條件給付

✚ 「經導管主動脈瓣膜置換」手術過程

　　使用心導管來置換主動脈瓣膜通常是在複合導管室進行，也就是在有心導管機又有開刀房無菌設備的房間。

①穿刺股動脈

②測量壓力差

以導管量測左心室與主動脈的壓力差,由於血液是從左心室經由狹窄的主動脈瓣膜流到主動脈,因此左心室壓力數值會明顯高於主動脈壓力數值。

③置入瓣膜

在 X 光機的導引下,慢慢把要置放的主動脈瓣膜導管沿著導線推入主動脈瓣膜的位置。接下來醫師會在主動脈瓣膜的位置進行血管攝影與定位,並且會快速刺激心臟來讓心臟短暫停止跳動,而且抓緊時間置放主動脈瓣膜。

④評估置入後狀況

醫師會評估置放的主動脈瓣膜不會影響到冠狀動脈的開口,以及新置放的主動脈瓣膜的位置是否恰當。

⑤縫合穿刺傷口

醫師會再次量測左心室與主動脈的壓力差，如果情況理想的話這個數值會大幅減少，通常最高值會變成一樣，代表新植入的主動脈瓣膜沒有狹窄，最後再縫合股動脈的穿刺傷口。

⑥送入加護病房

在進行主動脈瓣膜置換術後病人會被送入加護病房進行照顧，大約一至兩天即可轉出加護病房。

⑦出院

可以慢慢恢復生病前的生活。有時因爲病人的主動脈過度的彎曲或者鈣化嚴重，也有醫師選擇經心尖或者是經由頸動脈或鎖骨動脈來進行置換主動脈瓣膜，但是整體的過程大同小異。

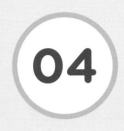

04　治療風險

　　這個新的導管技術經常會碰到併發症,而需要緊急進行外科手術,這也是為什麼這項手術常常會在複合導管室進行。

1. **心跳過慢**:由於主動脈瓣膜和房室結的位置相鄰,生理房室結可以用來調節心跳的速度。有時會發生新置放的主動脈瓣膜去壓到旁邊的房室結,造成心跳過慢的情況產生,這個時候就必須要再加裝一個心律調節器,來根本改善心跳過慢的問題。

2. **動脈破裂出血**:通常主動脈瓣狹窄的病人年紀都非常大,所以主動脈也會因為老化的關係產生嚴重的鈣化,導致本身結構脆弱且會變得非常的彎曲,所以在推送新的主動脈瓣膜導管時,會經過一個非常彎曲又脆弱的動脈,過程中有時會無法預期地導致動脈受傷甚至破裂,造成大量出血而有生命危險,遇到這種情況就需要緊急開刀處理。

　　另外,有時主動脈上的動脈硬化斑塊會被導管剝落而流至遠端血管造成肢體缺血或甚至中風。

3. **急性心肌梗塞：**因為主動脈狹窄的病人年紀大也常合併冠狀動脈阻塞，有時須先放置冠狀動脈支架打通冠狀動脈血管，再來置換主動脈瓣膜。此外有些醫師在置放主動脈瓣膜時，會先用導管來定位冠狀動脈的開口，並以金屬導絲保護冠狀動脈開口，以免植入主動脈瓣膜的金屬外膜遮蔽到冠狀動脈開口造成急性心肌梗塞。如果無預警地造成冠狀動脈開口的狹窄，醫師也會根據當下的情況來決定是否需要即時置放冠狀動脈支架。

4. **植入主動脈瓣旁側漏：**由於主動脈瓣膜在心臟的功用是擔任單向閥的角色，讓左心室射出的血液能夠往前走，而不會再往後回流到左心室內，增加心臟的負擔。有些接受主動脈瓣膜置換的病人會發生主動脈瓣膜旁側回流，尤其是主動脈瓣鈣化嚴重的病人，使得新植入的主動脈瓣膜和鈣化的舊主動脈瓣膜無法密切貼合，造成血液經由沒有密合的小空間回流至左心室，通常這種狀況我們稱為植入主動脈瓣旁側漏，但是目前術後發生這種情況大都不嚴重，通常只需要觀察即可。

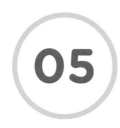 **費用大概多少？**

　　心導管主動脈瓣膜置換需花費 100 萬以上醫療費用，但健保已納入給付，惟須事前審查，條件為：

1. 健保審查條件

（1）必要條件：（此四項條件須全部具備）

A. 有 2 到 4 級（New York Heart Association Function Class II-IV）之心衰竭症狀。

B. 以心臟超音波測量主動脈瓣開口面積小於 0.8 平方公分或小於每平方米人體表面積 0.6 平方公分、經主動脈瓣壓力差大於等於 40 毫米汞柱或主動脈瓣血流流數大於每秒 4 公尺。

C. 必須至少二位心臟外科專科醫師判定無法以傳統開心手術進行主動脈瓣膜置換或開刀危險性過高。

D. 臨床判定病人至少有一年以上之存活機率。

（2）同時具備以下條件之一

A. 無法接受開刀進行主動脈瓣膜置換或開刀危險性過高。

B. 年齡為 80 歲或更大。

C. 有以下情形之一者：先前接受過心臟手術（冠狀動脈燒道、心臟瓣膜手術）、嚴重全主動脈鈣化、胸腔燒灼後

遺症，不可進行開心手術、曾接受過縱膈放射療法、嚴重結締組織疾病，導致不可進行手術、肝硬化（Child 分級 A 或 B），以及肺功能不全：FEV 小於 1 公升。

2. 支付規範

（1）醫院條件

A. 專任之心臟內科、心臟外科醫師。

B. 醫院每年需具 500 例以上之心導管（含 200 例以上介入性心臟導管手術）及 25 例以上主動脈瓣膜置換之手術案例。

C. 需具有心導管 X 光攝影機等級及高效率空氣過濾器至少 HEPA-10000 等級之複合式（hybrid）手術室。

（2）醫師資格

A. 須符合下述操作資格之心臟內科專科醫師及心臟外科專科醫師在場共同操作，隨時提供必要之緊急措施。

B. 具有專科醫師五年以上資格。

C. 心臟外科專科醫師具 25 例以上主動脈瓣膜置換手術，心臟內科專科醫師 300 例以上心臟介入治療之經歷。

若符合以上條件，健保將全額給付，不啻為高齡病患福音。目前由於技術上的純熟，國外甚至已經將經導管進行主動脈瓣膜置換的手術推廣至中度手術風險之病人，其效果不亞於傳統的開心手術，但由於費用高昂，目前並不適用於台灣。

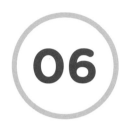 使用心導管來治療 二尖瓣膜閉鎖不全

　　除了主動脈瓣膜狹窄，另外一種常見的心臟瓣膜疾病是二尖瓣膜閉鎖不全。二尖瓣膜閉鎖不全會讓左心室打出去的血液逆流回到左心房，這樣不但供給全身的血液會減少，也會使得左心室的工作量增加，且會造成左心房及肺靜脈的壓力上升。若狀況嚴重也會發生心臟衰竭及肺水腫，病人可能會發生呼吸困難，喘不過氣，甚至需要插管治療。

病因：

風濕性心臟病

乳突肌及瓣膜的鍵索退化

先天性

感染性心內膜炎、心臟衰竭、左心室擴大

　　二尖瓣膜閉鎖不全原因較為複雜，有些是因為風濕性心臟病造成，有些則是因為年長的病人連接乳突肌及瓣膜的鍵索退化或斷裂或左心室過度擴大，導致瓣膜無法閉合，而使得二尖瓣膜閉鎖不全產生，進而導致心臟衰竭，然後心臟衰竭讓左心室更加的擴大，進

而加大二尖瓣膜閉鎖不全的程度，整個是惡性循環！

　　嚴重的二尖瓣膜閉鎖不全通常需要進行開心手術來作二尖瓣膜修補或置換，但同樣的，這類病人有些合併許多慢性疾病及年紀過大，造成開刀的風險過高，因此近年來也發展出經股靜脈穿心房間隔來進行二尖瓣膜逆流的鉗合手術。醫師利用鉗合技術，並且使用二尖瓣膜夾片（mitral clip）將兩片逆流的二尖瓣膜夾起來，以減少逆流，並且增進心臟的輸出效率，也減少肺靜脈壓力及肺水腫。此種導管手術的優點是不需要開胸，及體外循環器，恢復的時間短。但是並不是每個患者都能適用這個導管手術。病患術前需要接受經食道超音波的檢查，詳細評估二尖瓣膜的結構來作為治療決策的依據。而且治療的費用健保不給付，需自付額百萬元以上。

　　另外，最近還在發展即將上市的——經股靜脈或是心尖穿刺直接植入新的二尖瓣，病人也不必進行開胸手術就可以植入一個新的二尖瓣，也是手術風險高病人的福音，值得期待。

　　隨著人口老化，疾病及共同的病徵越來越多，使用心導管來治療心臟瓣膜疾病已經成為老年人，而且是開刀高風險族群之治療首選，惟醫師及醫院須將此項技術精進，並打破內外科藩籬，共同為病人尋找最佳的治療方案。而健保的給付，也需內外科合作討論，將醫院的設備標準化。期待這些先進的治療方式，能夠改善病人的生活品質，延長壽命，並且讓醫院與醫師共同以病人的健康為最大之目標，讓醫學更進步。

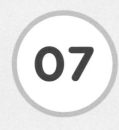

注意事項

　　瓣膜性疾病的心導管治療通常輸送鞘或導管的管徑都非常的大，因此在股動脈或是股靜脈的洞口也會比較大，跟一般的心導管比起來出血的風險又更高，所以術後的要注意的事項更是要確實執行。

醫師小叮嚀

這類的手術雖然可以在開刀風險高的病人取代開心手術，但它還是有一定的治療風險跟併發症，所以也是要和醫師充分討論以後再接受這種心導管手術。

案例分享

　　黃先生，是一位居住在南部鄉下的 86 歲農民，平日生活簡樸，生活自給自足，過著恬靜的退休生活。黃先生最近幾年會覺得活動後的胸口悶及喘不過氣來，但他覺得是工作太累，休息一下就好了。

　　但是發病前幾個月，這些症狀似乎越來越頻繁。在南部就醫時，醫師發現他有輕微肺水腫及心雜音，心臟超音波顯示左心室射血分率為 54%，並伴隨嚴重主動脈瓣膜狹窄，主動脈開口大小僅 0.66 平方公分，心導管檢查發現主動脈瓣膜壓力差達 98 毫米汞柱，且屬於重度主動脈瓣膜狹窄。術前心導管檢查發現病人冠狀動脈無狹窄，但術前肺功能檢查發現病人由於長期抽菸，已有中度慢性阻塞性肺病。心臟內科醫師照會心臟外科醫師作主動脈瓣膜置換手術評估，但是手術風險讓黃先生及其家屬陷入兩難。

　　於是黃先生兒女將他轉至醫學中心就醫，在心臟內外科評估之下，一致認為經股動脈瓣膜置換為最佳治療方式。於是在團隊會議結束後，隨即向健保局申請實施手術，健保局審查委員也同意施行。

　　手術當天，病患接受全身麻醉，由心臟內外科醫師通力合作，經股動脈穿刺，先用球囊擴張主動脈瓣膜，接著在心臟暫時停止跳動的瞬間，精準地將主動脈瓣置放到正確位置，術後再將股動脈縫

合。病患術後送入加護病房，當天即移除氣管內插管，並由心臟復健團隊幫助病人呼吸及床邊運動。第二天病人轉入普通病房，並在復健師協助下做下床活動，病人術後第三天就出院休養。

回家之後，黃先生的症狀改善不少，能種一些蔬菜，運動及活動時胸悶及喘的感覺不見了，由於地緣關係，他就近在南部回診，術後主動脈壓力差降至 12 毫米汞柱，左心室功能改善，也沒有肺水腫的現象。病人也接受胸腔內科治療慢性阻塞性肺病，他感覺年輕了 20 歲呢！

休息時成年人的心臟通常每分鐘大約跳動 60 到 100 下。假如心臟每分鐘跳動少於 60 次就稱為心跳過慢。有時心跳過慢並不一定都是大問題，像在睡覺時或者是健康的年輕人和訓練有素的運動員，心跳的速度有可能會維持在每分鐘 40 到 60 下。這些沒有症狀的心跳過慢都是正常而且沒有大礙的。

心跳過緩、常昏倒的你，不必慌張

心律調節器及去顫器植入

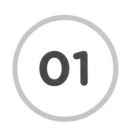 **心跳太慢也是病？**

🔹 心跳過慢的原因

　　當心跳非常緩慢而且不能把足夠的血液輸出到身體各部位時，那麼心跳過慢就有可能是一個嚴重的問題。如果發生這種情況，病人可能會感到頭暈、疲倦與呼吸急促。這些病態性的心跳過慢有可能是因為下列這些原因所引起的，像是先天性心臟病、心肌炎，心肌梗塞後所造成的心臟組織損害與心肌纖維化，心臟手術後的併發症，老化所引起的心臟組織損傷，甲狀腺功能低下，睡眠呼吸中止症，藥物像是高血壓藥物、抗心律不整藥物、鎮靜藥物或者是精神科藥物，血液中的電解質不平衡（鉀、鈣或鎂離子等）。以下我們介紹一些臨床常見會引起心跳過慢的疾病。

● 病竇症候群

　　「病」指的是因老化退化而造成病態，「竇」指的是竇房結。

心臟的跳動是由竇房結啟動，規律發出穩定的電流衝動，刺激心房後傳至房室結（中繼站）再往下傳並刺激心室，使心臟產生規則性收縮，持續的輸送含氧氣及養分的血液到全身各器官。

> ### 正常成人靜態時心跳：每分鐘 60~100 下（bpm）

心跳會因運動、呼吸、體溫過高或太低、情緒反應或健康情形（如甲狀腺疾病、貧血）等而有快慢變化。心搏太慢的原因約 70% 是啟動站（竇房結）功能損失所致，另外 30% 是來自中繼站（房室結）問題，無法將竇房結傳來的電氣活動悉數傳到心室，兩者均會降低心室的電氣活動而導致心跳過慢。

臨床症狀：所謂病竇症候群就是竇房結有病態變化而導致心跳過緩慢。心跳太慢會影響心臟血液的輸出量，腦部可能得不到足夠的血流而有頭暈、疲倦、無力等症狀，嚴重可能造成昏倒，甚至中風或猝死。

病因：雖然老化退化是病竇症候群的主要原因，其他如電解質不平衡（如鉀離子太高）、藥物（如治療高血壓的乙型阻斷劑）、急性心肌梗塞也有可能導致短暫且可逆性的竇房結功能受損，醫師必須先排除這些可能性後，才會診斷病竇症候群。

✚ 心臟衰竭合併左束支傳導阻斷

左束支傳導阻斷（滯）是指心臟的電氣傳導在左束支被阻斷或延遲，極少見於健康人，大多數心臟有問題，如缺血性心臟病或冠狀動脈心臟病、高血壓、心肌炎、心肌病變等。根據國內文獻統計，完全性左束支傳導阻滯伴有心臟擴大者占 72%，伴有心衰竭者占 50%。完全性左束支傳導阻斷不僅左右兩心室收縮不同步，且左心室內收縮亦不協調，可能加劇血流動力學障礙。

心臟再同步化治療（CRT）：左心室功能不良併發心衰竭的治療除了藥物治療外，針對合併左側束支完全傳導阻滯的病人有所謂的心臟再同步化治療，是利用心律調節器將心臟左、右心室做同步化的電刺激搏動收縮，不僅矯正左側束支傳導阻斷障礙且因兩心室同步收縮而增加心臟收縮力及輸出量，提升病人活動功能性，且降低因肺充血造成的呼吸困難、胸悶，進而改善腹脹（因肝腸充血）、下肢水腫等心衰竭症狀及病患生活品質，甚至可以減少病患的死亡率。

目前臨床上心臟衰竭合併左側束支傳導完全阻斷的治療仍以藥物為優先，經適當藥物治療仍無法改善其心臟衰竭時，再考慮進行心臟再同步化的調節器治療。

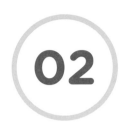

如何預防？

　　儘管大部分心跳過慢無法預防，臨床上心跳過慢有一大部分是因為病人的慢性病藥物所引起的，常見為高血壓用藥或心律不整用藥，因此按照醫囑服用各項慢性病藥物很重要。切記不能自己當醫師隨意看心情服藥，導致藥物過量引起心跳過慢。

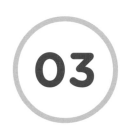 03　猝死和暈厥 有什麼不一樣？

➕ 暈厥

　　臨床上的「暈厥」通常是指突然發生的短暫意識不清楚與肌肉喪失，但是常常不需要特別的治療，病人可以自己全然恢復過來。暈厥是一個常見且重要的健康問題，並非老年人專屬的疾病，年輕人也有如此的疾病。它受到很多情況的影響，有屬於良性、長期性、反覆性，甚至有些還會有潛在的致命危險。突發且暫時性大腦血流減少或中斷是主要原因，因此任何因素導致血壓及大腦灌注壓力下降就有可能造成暈厥，醫師常安排傾斜床試驗，測試時如果收縮壓一旦低於 60 毫米汞柱，就可能會伴隨暈厥而造成意識喪失。一般而言，暈厥的常見病因可分成心因性和非心因性。

● 心因性

　　暈厥主要是心律不整、心跳太慢或心臟結構異常所造成。通常

年紀大族群或有心律不整、猝死家族病史的暈厥病患，心因性暈厥病因機會較大，常與猝死一線之隔，為了預防猝死或其他的意外傷害，早期診斷出心臟血管結構，或瓣膜異常或潛在性的心律不整是必要的。

● 非心因性

常見原因，如姿態性低血壓、迷走神經性暈厥。姿勢性低血壓也是老年人常見暈厥原因，因為突然站立時血壓降低導致短暫意識喪失，平躺後即可恢復，通常與藥物（例如利尿劑、高血壓藥物）相關，但也可能因為內科疾患如脫水、失血、感染所引發。

年輕人最常見的暈厥原因即是迷走神經性暈厥，與心臟無關，而是自律神經太敏感造成的。當迷走神經（副交感神經）受過度刺激時，就會造成心跳變慢、全身血管擴張造成血壓降低及心臟輸送量變少，腦部血液供應不足而突然昏倒。

這種暈厥多發生在年輕女性身上，誘發原因多為：

✛ 被嚇到、恐懼、焦慮等情緒
✛ 久站、飢餓、脫水（如腸胃炎拉肚子）等身體疼痛因素
✛ 用力如廁解便
✛ 咳嗽咳得人用力
✛ 領帶打太緊
✛ 用力按壓頸部造成頸動脈竇受壓力刺激

以上，都可能直接刺激迷走神經，導致類似迷走神經暈厥的狀況，而暈厥前病人常會眼前發黑，感到暈眩、噁心作嘔及耳鳴，甚至心悸、全身冒冷汗等，但只要坐下、躺下便會逐漸恢復意識。

➕ 猝死

猝死是指各種非預期性的突然死亡，排除中毒、自殺或意外等因素，在醫學上的定義是從出現症狀到死亡，不到 1 個小時的時間。猝死有 80% 以上是心臟病所造成，尤其是急性心肌梗塞，通常是心室性心律不整造成。

心因性猝死原因可從年紀簡單做個區別：

三十歲以上——猝死的原因可能偏向急性心肌梗塞，造成心室性心律不整。

三十歲以下——比較可能跟遺傳性基因突變引起之心肌病變（例如肥厚性心肌症）或惡性心室性心律不整有關，可能有家族猝死病史。

雖然猝死來得都很突然，不過通常在發作前常會有一些警訊症狀：

+ 胸悶不適

+ 呼吸急促

+ 頭昏暈厥

+ 自覺心跳突然跳得很快很重、或跳得不規律

「非心因性猝死」大多是由呼吸道系統或腦血管方面問題所致，例如氣喘發作、急性呼吸道阻塞、急性腦出血等都可能導致猝死發生。

怎樣的病人是猝死的高危險群？

由於心因性猝死大多與冠狀動脈疾病、心臟結構異常、惡性心律不整有關，因此與心臟血管疾病相關的危險因子如：

+ 三高（高血壓、糖尿病、高血脂症）

+ 四十五歲以上中老年人

+ 肥胖

+ 長期菸酒過量

+ 有中風或心肌梗塞過去病史

+ 年輕族群曾有家族猝死、不明原因暈厥之病史

其他如：

+ 經常性熬夜

+ 身心過度疲勞

✚ 精神壓力過大

✚ 暴飲暴食

✚ 藥物濫用

✚ 過度激烈的運動

✚ 冷熱溫度變化過大

　　都可能過度刺激交感神經而造成心臟負荷過量，增加突發性心室性心律不整機率，也都是誘發心因性猝死的危險因子。

　　日常預防：高危險群患者宜避免任何不良生活習慣，遠離菸酒、不熬夜、不暴飲暴食、少高鹽高脂飲食、不過度疲勞等容易誘發猝死的環境因子。

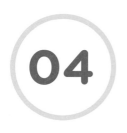 治療方式

✛ **心律調節器**

　　心律調節器是一個電子儀器，由調節器本體即脈衝產生器（俗稱電池）及帶有電極的導線所組成。電極植入在心臟組織裡藉由導線連接調節器，調節器以設定的速度將電刺激經導線傳到心臟，使心臟維持規律的跳動。心律調節器在治療心搏過緩慢是有效且安全的治療方式。

● **哪些病人適用於裝置心律調節器呢？**

　　是否裝置心律調節器通常以病患症狀為主要考量，若病人心跳偏慢且有下列症狀：

✛ 昏倒

✛ 血壓下降

✛ 心跳每分鐘少於 40 下的臨床症狀

+ 胸悶、頭暈、虛弱無力
+ 心跳停頓大於 3 秒以上
+ 心臟電生理檢查證實竇房結退化或房室結傳導阻斷,造成
  心跳過慢而導致心臟功能不穩定的其他病因無法根本治療
  矯正時

一般來說口服藥物治療心跳過慢的療效有限,所以應該裝置心律調節器來預防昏倒或猝死等意外事故。另外病患即使沒有症狀,如果預期將來會有不可逆的不良後果(心跳越來越慢遲早有症狀)或因其他病情需要使用藥物,而造成不可避免的心搏過緩(通常是病人也合併有心房顫動而須使用抗心律不整藥物,抗心律不整藥物會讓心跳變慢),都可考慮及早裝置心律調節器。

● 可以選擇什麼樣式的心律調節器?

俗稱的「心臟內電池」,涵蓋各式各樣的心律調節器及植入型去顫器,根據全民健康保險統計,每年平均有 2000 至 4000 位民眾需要植入這些電池來矯正他們的心臟疾病。

主要有三大類心臟問題會被考慮這類治療:

+ 心跳過緩慢
+ 嚴重心衰竭(左束枝阻斷)
+ 嚴重心室心律不整可能導致猝死

其中因老化退化而心跳過慢，導致頭暈或昏倒是最大族群，儘管心跳過慢主要發生在老年人，然而年輕族群也有機會發生。

自從 1958 年首次人體內植入心律調節器之後，調節器的導線、植入技術（如經靜脈植入）、電池的改良，發展成電量更持久、體積更小，更多軟體功能的現代成熟心律調節器。目前可供選擇的調節器：包含單雙導線、單雙腔室（心房、心室）、固定或可變心跳速率型、核磁共振相容與否等不同組合。

隨著醫療技術的進展，心律調節器的設計與改良都基於讓病人在安裝心律調節器後也能因應其日常活動，並調控病人的心跳來滿足其生理需求。目前大部分的心律調節器都可以做到感受病人的身體活動，即時調整輸出的心跳速度，提供病患活動時較快的心跳功能。目前的心律調節器尺寸都較過去輕巧薄小，且植入器材及技術也相當成熟進步，手術的風險性已經大為降低。因此，裝上心律調節器後，只要能依照醫護人員的建議照顧自己，大都可以維持原本的生活品質。

1. **傳統心律調節器：** 心律調節器雖然改善了心跳過慢患者的臨床症狀與預後，但是傳統的心律調節器也有可能會引發一些併發症與副作用，像是：

✚ 置放心律調節器電池的皮下囊袋傷口癒合不良或者感染

✚ 連結心律調節器的導線脫落或者斷裂

✚ 心律調節器導線所引起的血栓或者靜脈狹窄

✚ 心內膜炎

✚ 心包膜積水

✚ 心臟衰竭

這些併發症成為新一代心律調節器持續進步的原動力，尤其以降低導線相關的併發症、更符合生理性的心律調節器以及預防或治療心衰竭為目標。

2. **新型無導線心律調節器**：不同於傳統調節器，沒有導線設計，且無需劃開皮膚製作皮下囊袋，而是將調節器縮小成一個似膠囊狀的電子裝置，經由特殊導管直接植入在右心室內，可以大幅降低中長期因放置導線，或因調節器囊袋的感染併發症的發生，尤其對於容易感染以及無合適靜脈置入導線的病人是一大福音。目前已有雙腔室無導線心律調節器的設計，未來調節器的發展方向將會是無導線的時代。

傳統心律調節器＆新型無導線心律調節器比一比

	傳統 心律調節器	新型無導線 心律調節器
是否需製作皮下囊袋？	○	✕
可能因囊袋感染併發症	○	✕
可能因導線感染併發症	○	✕
導線是否有斷裂脫落風險？	○	✕
導線是否會引起的靜脈血栓或狹窄？	○	✕

● 「迷走神經性暈厥」需要裝置心律調節器嗎？

迷走神經所引起的暈厥要如何避免呢？我們可以從下列幾點來著手：

✛ 注意有無脫水的情況（特別是有服用利尿劑的高血壓患者）
✛ 避免長時間的站立
✛ 避免緊張跟焦慮

立即緩解症狀的小撇步：當出現頭暈徵兆時，病人可將雙腿交叉站立，雙手互扣向外拉，並咬緊牙關，這樣可有效短暫升高血壓，避免暈倒。

如果真的容易反覆發作暈厥而擔憂昏倒意外傷害事故發生，可就醫進一步治療，如反覆傾斜床訓練、血管收縮藥物使用。

　　智能速率心律調節器：隨著醫療的進步，目前可以偵測心肌電阻變化的「智能速率心臟節律器」不但可以隨著病人的日常活動做出調整，甚至在病人靜止狀態下也能偵測心臟的收縮能力變化（比如緊張的時候），並且即時做出反應與調控，這些設計都能讓心律調節器的作用更加符合正常的生理功能。已有研究證實此類型調節器能模擬病人正常生理反應，可作為難以控制反覆性迷走神經性暈厥病患的選擇，改善生活品質並預防昏倒。

治療心衰竭的調節器和治療心跳過慢的調節器有什麼不同？

	治療心跳過慢的調節器	治療心衰竭的調節器
組成	脈衝產生器（即電池）跟電極所組成	同樣由脈衝產生器（即電池）與電極所組成。但是多了一條電極導線以刺激左心室的方式，讓心臟收縮同步化，增強心臟工作的效能。 多植入的電極導線爲利用冠狀靜脈竇分支將導線置於左心室心外膜以刺激左心室收縮。
手術時間	約 2-4 小時	約 4-6 小時
手術併發症	心包膜積水發生機率較低 心臟腔室破裂發生機率較低	心包膜積水發生機率較高 心臟腔室破裂發生機率較高
術後照護	術後醫師會評估患者是否需要再繼續使用特定心臟藥物。如果沒有必要並不需要再長期服用藥物。	治療心衰竭的調節器屬於補助治療，所以病患必須持續原本的心臟衰竭治療藥物。

✚ 心臟整流去顫器

遇到心因性猝死該怎麼處理？最有效的方式就是趕緊使用「電擊器」去顫（也就是使用電擊器去除心室纖維顫動），讓心臟重新「set-up」恢復正常的跳動。去顫的急救醫療器材如大家熟知的自動體外去顫器（俗稱傻瓜電擊器：AED），如果這致命性心律不整無法由藥物完全控制的高風險患者，經心臟科醫師評估後可裝置植入式心臟整流去顫器（Implantable Cardioverter Defibrillator, ICD）。

心臟整流去顫器是一種類似心律調節器的體內去顫器，兩者植入方式也類似，但體積較大，導線較粗。去顫器可以隨時主動偵測病人突發的心室頻脈或心室顫動，在最短時間內釋放電流並由導線傳送到心室以進行去顫，使心臟回復到正常的心律搏動。去顫器本身亦具一般心律調節器功用，可應用於心跳過慢或停止時，刺激心臟節律使心跳恢復正常。

心臟整流去顫器雖不能改善心臟功能或預防心室性心律不整的發生，但確實可降低因為致命性心室心律不整而猝死的機會。目前心臟整流去顫器大多可提供「居家監測功能」，可每天將病人的數據資料上傳，若有異常訊息會直接通知醫療團隊以獲得相關警示，醫師更能掌握這些猝死高危險群病患狀況。

● 有哪些其他樣式的心臟整流去顫器可供選擇？

全皮下（皮膚下面）心臟植入式去顫器：除了傳統經靜脈植入式心臟整流去顫器外，侵入性較低的全皮下（皮膚下面）心臟植入式去顫器（S-ICD）系統是一種新型的心臟去顫器裝置類型，電極是放置在皮膚下面，無需進入心臟，即可給予有效電擊治療。此裝置無損心臟與血管，可維持心臟與血管的完整性，如此便可排除因在心臟或血管內放置電線而帶來的潛在短期或長期的風險。

穿戴式自動體外去顫器（WCD）：另外依現行治療指引，植入式體內去顫器並不適用於急性心肌梗塞後 40 天內病人，在這個空檔期，穿戴式自動體外去顫器則可能是一種良好選擇。目前穿戴式心臟去顫器可以全天佩戴在衣服下，具充電外部設備可以有效保護患者免除可能危及生命的心室性快速性心律不整。美國食品藥品監督管理局（FDA）已於 2015 年批准用於有心臟驟停風險，但無法適用可植入去顫器的兒童病患。

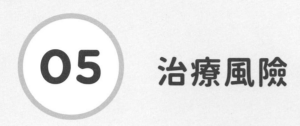

治療風險

　　心律調節器或去顫器植入手術，手術風險最常見是在進行鎖骨下靜脈穿刺時造成氣胸或者是血胸，這些都可以經由引流管的置放而得到很好的治療。

06 注意事項

1. **傷口護理：**在植入調節器後應保持傷口乾燥，注意傷口有無紅、腫、熱、痛、分泌物產生、出血、血腫或導線外露情形，若有疑慮應立即返回醫院。

2. **避免劇烈運動：**活動方面要注意植入側手臂避免提、推、拉重物及避免同側肩關節過度激烈活動，尤其在一個月內不要突然抬高手臂過於肩膀，以免影響傷口癒合的穩定性。大約一個月後可恢復正常手臂活動，勿因長期過度保護而不敢活動，反而造成肩關節僵硬或韌帶沾黏。

3. **避免出入電磁場較強的地點：**由於心律調節器是內含精密程式的電子儀器，應避免巨大電流或電磁的干擾。一般的家電用品（如電視、電腦、音響、吹風機、電動刮鬍刀等）並不會影響心律調節器的運作。但應該避免出入高電壓塔、高伏特電壓變電箱、大型發電機等電磁場較強的地點，若攜帶手機，也請不要放在胸前口袋。

4. **其他醫療檢查及治療：**有些醫療器械使用或治療可能造成電

流通過身體而影響調節器運作（例如體外震波碎石術、治療牙齒的電鑽、經皮神經電流刺激術或電針灸治療等），因此當病人接受這些治療前或進行核磁共振掃描檢查（如果調節器具核磁共振相容性）時，應先主動告知醫療人員裝有心律調節器，以採取預防干擾及破壞的措施。

5. **需定期更換電池：**心律調節器電池的使用年限，隨使用機型及病人自發心跳多寡、平均心跳快慢及耗電量而有差異，平均壽命約 6-10 年（有些新的機型設計達 12-15 年），病患需定期回診檢查測試電池的殘存量及電刺激使用比例、調整心跳次數、檢查有無心律不整（心律調節器也有紀錄心律不整的功能）等情形。

醫師小叮嚀

心律調節器目前健保都有給付，但有一些高階的功能，如利用快速心房刺激來終止或治療心房顫動則需要給付部分差額。另外，很多心臟衰竭的病人都合併有猝死風險及左束支傳導阻斷，因此也有結合再同步治療的去顫器可以使用。然而去顫器目前台灣的健保給付還是只適用於曾經有發生過猝死的病人，若是猝死高風險族群卻沒有發生猝死過的病人則須自費。皮下去顫器現階段也屬於無健保給付項目，而且費用相當高。

📋 案例分享

　　案例一： 84 歲王老太太，有高血壓及糖尿病，接受定期治療且控制良好，近半年偶有短暫性暈眩、頭昏眼花現象，突然在晚餐間四肢無力並昏倒在地，沒多久自動清醒過來，臉頰有挫傷瘀青。醫師檢視藥物及抽血、心電圖報告後診斷「病竇症候群」，建議裝心律調節器治療。

　　案例二： 58 歲王先生，半年前因雙腳水腫、躺下來就咳嗽胸悶（感覺有重物壓迫）、頭暈、呼吸困難，容易喘不過氣，甚至在休息的時候也會喘而就診，經診斷為擴張型心肌病變合併左心室功能不良及心臟衰竭。經半年藥物治療後，王先生仍感到稍微活動就氣促及頭暈。醫師說因為王先生心電圖顯示完全性左束支傳導阻斷，建議裝置心臟再同步化心律調節器來改善心臟功能及心衰竭症狀。

　　案例三： 58 歲王先生任職銀行經理，長期吸菸，且因職務需要偶爾應酬喝酒，兩年前曾經歷急性心肌梗塞，接受緊急心導管手術成功打通阻塞的冠狀動脈並置放支架，他定期在心臟科追蹤並良好控制高血壓、高血脂。這一週以來工作壓力大時常熬夜，偶爾感覺一點點胸悶不適，自以為疲累多休息即可。某日早上晨跑時，突然呼吸急促、全身冒汗、頭昏，接著就失去意識昏倒在馬路邊。

路人立即施予心肺復甦術等待 119 人員到場，自動體外心臟去顫器
（AED）顯示心室顫動並建議立即電擊，電擊成功恢復病人心跳。
送醫後緊急心導管檢查，未發現血管阻塞，醫師告知病患需要裝置
植入型心臟整流去顫器（ICD）來有效治療及預防因心室性心律不
整所引發的猝死事件。

下肢周邊動脈阻塞常常發生在中老年人身上，而且男生發生的機會比女生大，其他像是同時罹患有慢性疾病，如糖尿病、高血壓、高血脂，或是有心臟血管疾病的家族病史等，皆屬於高風險族群。在生活習慣方面，由於香菸中含有尼古丁與多重芳香烴物，這些複合物也容易加速動脈硬化，使得血液變得更為黏稠、血管更缺乏彈性，進而促使粥狀動脈斑塊沉積在血管壁上，導致下肢周邊動脈狹窄。

走路好痛，腳血管塞住，讓我來幫你

下肢動脈心導管

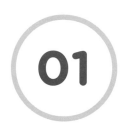

下肢周邊動脈阻塞

　　肢體或周邊動脈阻塞的英文全名是 Peripheral artery occlusion disease（PAOD），主要是粥狀動脈斑塊沉積在動脈的血管壁上，導致動脈內壁的管徑變小與血流受阻，這種情況通常發生在下肢腿部的血管上，所以簡稱為下肢周邊動脈阻塞。也因為斑塊沉積在血管壁上，血管壁也會因此失去彈性、變硬，甚至有血管內膜增生變厚的情形發生，因而導致血管管腔狹窄或阻塞，血流因而受阻使得血液的循環變差，導致遠端組織，如腳趾頭，得到的養分與氧氣不足進而發生缺血壞死的情形。

臨床上我們會照依照血管阻塞及症狀嚴重程度分為四級

第一級	無症狀或者輕微疼痛
第二級	間歇性跛行
第三級	休息時或者是夜間疼痛
第四級	皮膚或者組織壞死

下肢周邊動脈阻塞初期時，患者可能只會感覺到下肢末端冰冷疼痛，而且一開始的症狀並不明顯，只有在走動後感覺腿部痠麻與疼痛。但是隨著阻塞情況變得嚴重，或者是進行較劇烈的活動時，肢體末端缺血的情況也更為嚴重，有時除了疼痛外還會有皮膚蒼白的情況產生，甚至皮膚上的毛髮也會日益脫落。這些都是下肢周邊動脈阻塞的警訊，值得特別留意！當下肢周邊動脈阻塞進展到某種程度時，患者會出現「間歇性跛行」的現象。

什麼是「間歇性跛行」？

患者步行時因為下肢腿部的肌肉缺血，導致疼痛的情況發生而跛行，通常這樣的疼痛會在患者休息後減輕或者消除，可是只要繼續走路同樣的距離，症狀又會反覆出現，這些特徵非常重要，可與其他原因，如坐骨神經壓迫所引起的腳痛作區分，也就是一定是步行後才有症狀，而休息或坐著則正常（除非非常嚴重狹窄），且只要繼續走路，同樣的症狀又會反覆出現。

除了「間歇性跛行」外，嚴重的下肢周邊動脈阻塞患者其腳趾、足背，腳跟等末端也會出現缺血、神經受損、感覺異常、潰瘍甚至壞疽，尤其腳趾或腳背的皮膚會出現黑紫色的情況。

✚ 高風險族群

如果當患者合併有糖尿病、高血壓、高血脂等慢性疾病或抽菸時，更容易導致血管內的斑塊形成，增加了動脈血管阻塞的風險。有時這些狹窄的動脈可能會因為血栓出現急性血管栓塞，導致血管內的血流完全中斷，這個時候肢體周端的組織便會陷入極度缺氧的緊急狀態，這個時候如果沒有及時打通血管，大量的肌肉組織可能會在幾個小時內壞死，情況嚴重時甚至可能需要截肢！

✚ 下肢周邊動脈阻塞的檢查有哪些？

踝肱壓力指數（ankle-brachial index, ABI）：由於這個檢查簡單，容易操作，又是非侵入性的檢查，所以這是臨床上被用來做為早期篩檢下肢周邊動脈阻塞最常用方式。計算的公式為踝部膕動脈收縮壓與上臂肱收縮壓（通常取手臂數值較高的一側）的比值。

踝肱壓力指數	ABI: 0.9 ～ 1.30	正常
	ABI: ≦ 0.9	異常
	ABI: > 1.3	可能為腳踝動脈鈣化及硬化所造成的假性增高

　　周邊血管超音波：可以使用血管超音波的都卜勒血流測試
（Doppler examination）來檢查動脈血流的通暢程度及流量。有時也
可以根據患者運動前後的下肢血流量、脈搏強度與血壓變化來判斷
動脈狹窄或阻塞的程度，並以此做為後續治療的根據。

　　電腦斷層血管攝影：可以精確顯現阻塞的血管部位及程度。

　　核磁共振攝影：與電腦斷層血管攝影類似，可以清楚顯現阻塞
的血管部位及程度。

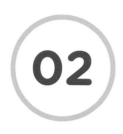

治療方式

　　一開始醫師可能會先採取藥物治療，但是當藥物治療沒有辦法控制病情及症狀時，醫師會依據血管阻塞的部位與嚴重程度改採取侵入式的手術治療來打通血管，目前的手術治療有由心臟內科醫師操作的介入性導管治療，與心臟外科醫師執行的血管繞道手術，我們這邊的重點是介紹心臟內科醫師操作的介入性導管治療。

✚ 介入性導管治療

① 局部麻醉

先採用局部麻醉的方式，醫師會在欲進行的穿刺部位——鼠蹊部施打麻醉藥品，所以患者在整個手術的過程中意識狀態是清醒的。

② 使用氣球導管

醫師會將導線與氣球擴張導管在血管攝影的輔助下輸送到患者

動脈狹窄的地方，並且把氣球導管充氣撐開阻塞血管的粥狀動脈斑塊。

③ 採用旋磨導管

假如沉積的粥狀動脈斑塊有過度硬化與鈣化而導致氣球導管無法充氣撐開阻塞的動脈時，醫師會進一步採用旋磨導管，使用斑塊旋磨的技術把鈣化的斑塊刮除，以打通血管。

④ 血管支架置放、塗藥氣球治療

在患者阻塞的血管擴張打通後，醫師會依據患者的血管狀況來決定進一步的血管支架置放，或者是塗藥氣球的治療。我們可以把血管支架想像成是血管內的鷹架，他可以支撐氣球擴張後的血管，並防止氣球擴張後血管再次回縮，以維持血流的通暢。

由於介入性導管治療的傷口小，只有血管穿刺傷，手術範圍小，沒有術後肢體腫脹的問題，手術時間短，通常手術時間大約 2 小時。術後復原情況良好的話隔天就可以出院。但是為了減少日後血管再度阻塞的機會，病人仍必須長期服用抗血小板藥物與慢性病的治療藥物，以維持下肢周邊動脈的通暢。

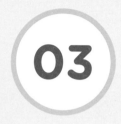

治療風險

+ 下肢肌肉出血
+ 血栓
+ 血腫
+ 傷口感染
+ 支架脫落
+ 顯影劑過敏、顯影劑腎毒性

　　由於介入性導管治療是使用氣球導管或血管支架對阻塞的血管進行物理性的擴張與支撐，所以有可能會發生血管內層剝離產生血栓，或者是血管破裂的情況，有時動脈血栓也有可能往血管下游移動進而造成更遠端的血管阻塞。

　　另外，如果腳的血管有鈣化，或是嚴重的動脈硬化斑塊的情況，此部位通常會比較脆弱，有時氣球擴張就會把動脈擠壓到破裂，導致整隻腳因為出血而腫起來。如果心臟內科醫師無法及時經由導管在血管內進行止血，則需請外科醫師來劃開皮膚，直接由外面進行

手術止血及引流的治療。

　　上述這些併發症發生的情況整體來說機率並不高，萬一發生時，醫師也會立即做處置及治療，把傷害減至最低。其他的併發症像是傷口血腫、傷口感染、支架脫落、或者是顯影劑過敏與顯影劑腎毒性等併發症皆低於 0.1％。

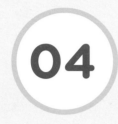

注意事項

　　醫療團隊會在心導管手術前幫您安排例行性的術前準備工作，只需放鬆心情遵照醫囑進行即可。

1. **術後需加壓止血傷口**：導管穿刺部位需用砂袋加壓止血約 4~6 小時，並且臥床休息。加壓側的腿需維持伸直並且減少彎曲，而且咳嗽或打噴嚏時，最好按住加壓部位以避免傷口出血。如廁時也請盡量使用尿壺與或便盆椅，以減少下床走動並且避免用力解便。

2. **術後需注意傷口癒合情形**：隨時注意傷口有無出血，或是傷口腫痛。假如傷口部位有濕濕的感覺，或是後腰突感疼痛等，請立即告知醫護人員。

3. **術後需避免碰水**：出院一星期內請保持傷口清潔與乾燥，並避免碰水。

4. **術後需禁提重物**：出院後避免過度出力或者是提重物，另外也要減少作閉氣用力的動作像是大力咳嗽或者是用力解便。

5. **術後需留意手術部位之變化：**通常導管穿刺部位會有瘀青或者是小血腫，約 1 至 2 個星期顏色會逐漸變淡。倘若瘀青、血腫的情形有逐漸變大、傷口另外出現分泌物，或是紅、熱、腫、痛等症狀時，須儘速回診，不需等到回診時間。

6. **術後需留意是否有不正常出血狀況：**有放置血管支架的患者，需規則服用抗血小板藥物約 3 至 6 個月，由於這類藥物可能造成腸胃不適，最好在餐後服用。假如在服用抗血小板藥物後，出現牙齦出血、瘀青、血便，或黑便時，也須儘速回診，不需等到回診時間。

醫師小叮嚀

通常大家都會以為心臟科醫師在通血管，以及支架植入主要是在治療心臟冠狀動脈狹窄，事實上，周邊動脈血管也會有阻塞的情況，尤其是大腿的動脈，如果阻塞的話，治療也須由心臟內科醫師負責打通。由於腳的動脈跟冠狀動脈比起來粗很多，所以使用的醫療器材也會不一樣，但目的都是一樣──緩解阻塞情況，讓動脈血流暢通。

案例分享

　　范先生是一位64歲男性，有糖尿病及抽菸習慣，平時喜歡運動，尤其是健身及慢跑。就在最近幾個月，他開始覺得運動稍微激烈，左臀部會疼痛，但是摸不到痛點在哪，他只能停下來，休息一下就好了，他去看了復健科醫師及骨科醫師，但都說是肌肉痠痛、減少運動及調整姿勢即可，但症狀並無改善，反而變成走路走快一點就會痛，他很困擾，只能吃止痛劑及肌肉鬆弛劑改善，同時也嘗試民俗療法，但效果有限。

　　在糖尿病門診定期回診時，有一例行檢查，叫做踝肱壓力指數（腘動脈與肱動脈血壓比），檢查後發現他的左側踝肱壓力指數只有0.78（正常為0.9-1.3），因此新陳代謝科醫師懷疑他有左下肢周邊動脈狹窄，但是做了血管超音波，發現左總股動脈、股動脈、腘動脈，及小腿動脈均無狹窄現象。接著懷疑更上游的動脈狹窄，因而安排腹部及骨盆腔電腦斷層攝影，結果發現范先生的左總髂動脈有90%狹窄，由於總髂動脈分出外髂動脈及內髂動脈，內髂動脈支配臀部部分肌肉，若缺血，會造成疼痛等症狀，因此范先生被轉介入心臟內科進行介入手術。

　　手術時由左總股動脈穿刺，做血管攝影時發現左總髂動脈有85% 狹窄，因此逆向放一支 8mm*60mm 的支架，之後再用 9mm 的氣球導管擴張，手術時間約一個小時，術後用止血棉止血。范先生在病床平躺六小時後坐起，第二天下床活動並出院。

　　出院後范先生小心翼翼的活動，但他發現疼痛感都不見了，他非常開心，之後便開始慢跑、深蹲及慢跑，也沒有出現任何痛感，術後他遵從醫師指示，除了戒菸之外，也多服用了抗血小板藥物，對術後的生活品質很滿意，術後檢測左側踝肱壓力指數也達到 1.05，他覺得身體更強健了呢！

高血壓是心臟科常見的疾病，隨著飲食與生活作息的變化，高血壓的盛行率居高不下，據估計，目前高血壓的全球盛行率差不多有 20~50%，而且在發展中國家，高血壓的盛行率有持續往上的趨勢。高血壓經常會伴隨著不同的心血管疾病，總體來說，五至六成的心臟病及腦血管疾病都與高血壓有關。從以往的研究發現，相對於白種人，高血壓對於黑人或者是黃種人的危害更甚，所以對於血壓的控制我們絕對不能掉以輕心。

面對高血壓，吃藥
不是唯一的途徑

腎動脈神經電燒

✚ 造成高血壓的原因

臨床上我們可以把高血壓歸類成三種主要的類型。

白袍高血壓（white coat hypertension）：病人來醫院因為情緒與焦慮所引起的暫時性高血壓，通常離開醫院後血壓就會恢復正常。

原發性高血壓（essential hypertension, primary hypertension）：對於大多數成年人來說，沒有明確的高血壓原因。這種類型的高血壓我們稱之為原發性高血壓而且通常跟遺傳（家族史）與年齡有關，隨著年齡的增長高血壓發生的機率也隨之增加。就性別來說，高血壓在男性中更為常見，而女性在 65 歲以後則比較容易罹患高血壓。

繼發性高血壓（secondary hypertension）：這種類型的高血壓通常是由潛在性的疾病所引起的，而且會發生比原發性高血壓更高的血壓。可能導致繼發性高血壓的疾病有甲狀腺問題，腎上腺腫瘤與腎臟疾病，或是睡眠呼吸中止症等。

除了上述所提到的高血壓外，肥胖與高膽固醇也會導致粥狀斑塊沉積在血管壁上導致動脈硬化而引起高血壓。而糖尿病、抽菸、飲食攝取太多鹽分，懷孕、藥品、毒品、飲酒，缺乏運動也可能會增加罹患高血壓的風險。

✚ 高血壓的治療目標

　　根據目前的高血壓治療準則，病人在經過生活型態的調整像是限鹽、限酒、戒煙、飲食調整與運動等方式後，如果血壓仍然偏高，即可使用降血壓藥物來治療。

根據不同類別的患者而有不同目標血壓：

一般高血壓患者	＜ 140/90 mmHg
心血管疾病	＜ 130/80 mmHg
糖尿病	＜ 130/80 mmHg
慢性腎臟病合併蛋白尿	＜ 130/80 mmHg

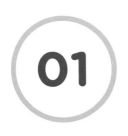 頑固型高血壓

對於那些血壓控制不甚理想的患者,去除掉可以調整的干擾因子,像是不適當的處方、不配合醫囑、不正確的血壓量測方式後,大約有 10 到 15% 的患者血壓控制仍然不盡理想。對於這類的病人我們稱之為頑固型高血壓。

> **臨床定義:**使用含有利尿劑三種以上的降壓藥物,而且藥物已經到達最高使用劑量後,仍然無法把血壓降至目標值時,我們稱之為「頑固型的高血壓」。

對於頑固型的高血壓病人,我們雖然可以增加更多種類的降壓藥物,但是更多的藥物相對意味著藥物之間的交互作用與副作用會增加,所以一味增加降壓藥物的使用,對病人來講並不是最好的治療方式。因此我們需要尋求其他的治療方式。

近年來,由於心導管技術的進步,臨床上已經導入使用心導管的電氣燒灼術來阻斷腎交感神經的作用,以控制頑固型高血壓。再進一步探討這個主題之前,我們先來瞭解一下腎臟的交感神經與高血壓的關係。

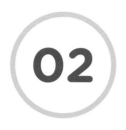 # 腎臟與高血壓的關係

　　由於腎臟分布了很多的交感神經元，這些由交感神經所形成的神經網絡密集的分布在腎血管、腎絲球與腎小管中。生理上，腎臟的交感神經負責調控一種由腎臟製造的荷爾蒙稱為腎素（renin）的分泌，它經由血管張力素及醛固酮來調節鈉離子與水分的再吸收，並且控制腎臟的血流量及血壓。

腎臟的交感神經負責調控：

✚ 腎素分泌

✚ 鈉和水的再吸收

✚ 腎血流量

　　探討高血壓的病態生理機轉一定會提到腎素－血管張力素－醛固酮系統（Renin-angiotensin-aldosterone system）。所以腎素跟高血壓的成因扮演著極為重要的角色。

　　臨床上所使用的降血壓藥物很多都跟調控腎素－血管張力素－醛固酮系統有關。因此有學者著手研究阻斷腎臟的交感神經是否能夠降低鈉離子與水分的再吸收，進而改善血壓的控制。這樣的治療方式經由不斷地改良，目前已經發展到可以使用電燒導管來進行腎動脈交感神經電燒，替頑固型高血壓的治療開拓了另一個嶄新的途徑。

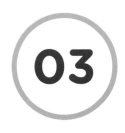

如何預防？

　　很多高血壓患者可以透過改變生活方式將血壓降低並且保持在健康範圍內，像是戒菸、戒酒、維持健康體重，少鹽與低脂肪飲食和規則的運動，情緒與壓力控管。這些都有助於預防高血壓的產生與避免高血壓的惡化。

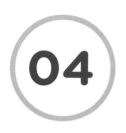 # 治療方式

腎動脈交感神經電燒類似於心律不整的電氣燒灼的方式。

①評估穿刺部位

在手術進行時，醫師會評估適合經皮穿刺放入電燒導管的位置，通常都是右股動脈。

②局部施打麻醉

所以整個電燒的過程中，病人意識狀態是清楚的，所以假如在手術過程中病人有感覺任何不適，可以馬上跟醫護人員反應，以便立即處理。

③放入電燒導管

經皮穿刺放入電燒導管後，醫師會經由 X 光的定位把電燒導管順著血流輸送到腎動脈的血管內壁，並且決定好適當的位置。

④施予電燒

醫師會使用電氣燒灼術來阻斷交感神經的傳導。為了避免電氣燒灼的熱度過度集中引起腎動脈的傷害，醫師會選擇幾個定位點，間隔的施予電燒。整個電氣燒灼的過程為時大約一個小時左右。

⑤移出導管

接下來醫師將導管跟導管鞘移出病人的體外。

　　後續的傷口照顧處理，像是平躺與加壓止血就跟心導管檢查的術後照顧一樣。

✚ 怎樣的病人適合腎動脈交感神經電燒？

頑固型高血壓的病人很適合接受腎動脈交感神經電燒，但是在進行腎動脈交感神經電燒前，醫師會根據病人的臨床情況來評估是否建議病人接受腎動脈交感神經電燒。臨床上，醫師大多依據台灣高血壓學會建議的「RDNi2」這個口訣來決定病人是否適合接受腎動脈交感神經電燒。

● 什麼是「RDNi2」？

RDNi2 是由 resistant, damage, non-adherence, intolerance, secondary cause 這幾個英文單字字首所組成的口訣。

R（Resistant）：藥物抗性，病人吃過包含利尿劑在內的三種以上之降血壓藥物，而且都已經使用到最高治療劑量，治療期間已經超過三個月，但是仍然未達到標準的血壓治療目標。

D（Damage）：器官的傷害，高血壓已經造成病人重要器官的傷害，像是腦部、心臟、大血管，或者是腎臟的傷害。

N（Non-adherence）：順從性不佳，病人對於降血壓藥物的服藥順從性不佳。

I（Intolerance）：無法忍受，病人對於降血壓藥物的副作用無法忍受，像是腳腫、氣喘、毛髮過多，或者是影響性功能等。

2（Secondary cause）：次發性高血壓，引起高血壓的原因為已知原因，稱為次發性高血壓。一般我們稱呼的高血壓因為目前對其會發生的原因還不是非常透徹，又稱原發性或本態性高血壓。

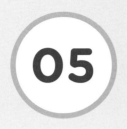 治療風險

　　比起傳統經由外科手術進行的交感神經阻斷術，使用電燒導管利用電氣燒灼的交感神經電燒不僅手術的時間比較短，副作用也比較小，而且目前的技術也已經非常成熟。

　　跟心導管檢查一樣，由於進行腎動脈交感神經電燒也會經由經皮穿刺來放入導管到血管內。有時在穿刺血管或者輸送電燒導管時會發生一些併發症：

✚ 傷口感染、血腫、血塊、腎動脈剝離

　　但是發生的機率很小，通常為 1% 左右。而且發生時醫療團隊會趕緊處理把傷害減輕到最低。

　　另外在腎動脈交感神經電燒後，少數的病人會有：

✚ 姿勢性低血壓、反射性心搏過速

✚ 腸胃不舒服、排汗異常

　　假如有發生這些情況的話，在術後回診時，醫師也會根據病人當下的情況，給予不同的藥物來作處理。

06 注意事項

確認是否適合接受腎動脈交感神經電燒：進行手術前，醫師會安排一些檢查來確認病人是否還有其他原因會引起頑固型高血壓，像是白袍症所引起的高血壓、次發性高血壓比如嗜鉻細胞瘤、原發性皮質酮症，或者是腎動脈狹窄等。有時甚至也會安排 24 小時血壓監測，確認病人是否適合接受腎動脈交感神經電燒。

留意傷口癒合狀況：腎動脈交感神經電燒的手術過程跟心導管檢查很像，手術結束病人會轉至病房平躺休息。經皮穿刺的傷口也會覆蓋加壓帶止血，假如發現傷口有滲血，或者是血腫的形成，須趕緊告知醫護人員來作處理。

按時服用藥物：醫師會根據病人術後的血壓資料來調整降血壓藥物，並根據病人出院後在家量測的血壓資料來持續降低藥物的劑量或種類。但是腎動脈神經電燒無法完全取代降血壓藥物的治療，整個藥物調整的過程會循序漸進，不能操之過急，切勿擅自將降血壓藥物完全停掉。

健保是否給付：目前腎動脈交感神經電燒健保還不給付，屬於自費的醫療項目。

醫師小叮嚀

血壓很受情緒的影響，一定要很注意有白袍高血壓的可能性，也就是來到診間量的血壓都比平常在家裡量的血壓還高，可能是看到醫師和醫院這種情境不由自主地讓人產生焦慮緊張，交感神經亢奮進而血壓上升。曾經有遇過病人在家裡量的血壓都正常，來到醫院量血壓竟然收縮壓高達 200 毫米汞柱！

另外，服藥遵從性也要考量，有的病人血壓就算使用多種藥物控制也控制不好，後來仔細詢問才發現，病人沒有認真在吃藥。

最後，提醒腎神經電燒的效果也不是百分之百，還是有一部分的人反應不佳，再加上費用比較高昂，所以要進行這項手術前應該跟醫師仔細討論一下，找出其他可能造成血壓上升的原因。

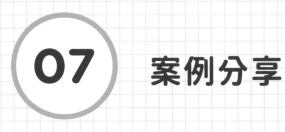

07　案例分享

　　林先生，是一位 56 歲男性，平常有抽菸的習慣，而且體重高於標準，他的 BMI 數值為 32 kg/m^2。林先生平常就有高血壓的困擾並且在診所治療。雖然他很積極的戒菸跟減重，平常飲食也盡量依循少鹽少油的原則。在診所使用利尿劑、鈣離子阻斷劑和血管張力素受體拮抗劑之後，血壓仍然在 172/120 mmHg 左右，所以醫師增加了另外一種降血壓藥物，但是藥物的副作用——多毛症，卻是林先生無法忍受的，於是他被轉診到醫學中心做進一步的評估。

　　經過一系列的檢查，包括腹部電腦斷層與 24 小時的血壓監測等，林先生被診斷為原發性的頑固型高血壓，而且林先生的兩側腎動脈是暢通的，於是醫師跟林先生共同討論腎動脈交感神經電燒，來做為治療他頑固型高血壓的另外一種方式。

　　手術前，林先生仍然規則的服用降血壓藥物，在林先生接受腎動脈交感神經電燒手術當天，醫師先在林先生的鼠蹊部施打局部的麻醉藥物，並且施行經皮穿刺股動脈術式。過程中林先生感到腹部疼痛，並與醫師反應，醫師於是給予林先生一些止痛劑來舒緩林先

生的不適感。腎動脈交感神經電燒手術過程差不多為 1 至 2 個小時。林先生術後在病房平躺休息，並且使用加壓帶止血，由於傷口復原不錯，林先生術後第二天就出院了，出院時林先生的血壓藥仍然維持原本的治療劑量。

出院後，林先生按照醫師的指示，每天三個時段量測血壓並且記錄下來。

術後一周左右回診時，林先生的血壓維持在 136/82 mmHg 左右，於是醫師先把林先生的利尿劑停掉，這時困擾林先生的服藥後頻尿問題改善了。

在術後三個月這段期間內，林先生的血壓維持在正常範圍，於是三個月後回診時，醫師也把林先生的鈣離子阻斷劑停掉了，於是鈣離子阻斷劑的副作用——水腫也消失了。

術後半年的時候，林先生的降血壓藥物只剩下一天一顆血管張力素受體拮抗劑，且血壓依然維持在標準範圍內。

由於腦中風嚴重影響病人的生活自理能力，也因此造成病人家屬在照顧上的負擔。所以除了初級的慢性病治療與生活型態的改變來預防腦中風的發生外，假如能在發生腦中風的當下即時做出積極又有效的治療，不但可以改善病人的預後，減少後遺症的發生，也能減少病人跟家屬的身心煎熬與經濟負擔。

爲中風的歲月，
找到生機

腦血管疾病的心導管治療

腦中風

醫學上的「腦血管病變」也就是我們俗稱的「腦中風」。腦中風長期在國人的十大死亡原因中名列前茅。隨著台灣進入高齡化的社會，腦中風的盛行率也居高不下。

腦中風的臨床症狀：

✚ 肢體無力

✚ 臉部偏癱

✚ 口齒不清

✚ 半癱

✚ 臥床

✚ 失智

✚ 甚至影響意識狀態

🕂 腦中風發生的原因

臨床上常見的腦中風可以分成三個主要的類型，像是腦動脈阻塞所引起的缺血性腦中風（Ischemic stroke），暫時中斷腦部血流所引發的短暫性腦缺血發作（Transient ischemic attack）或者是因為血管破裂所引發的出血性腦中風（Hemorrhagic stroke）。

● **缺血性腦中風**

這是最常見的腦中風類型，當大腦的血管因為脂肪膽固醇的沉積物，或是血液凝塊，導致腦血管變窄或阻塞腦血管時會發生這種情況。其中的血液凝塊最常見是來自心房顫動的病人，這是因為心房顫動的病人左心房沒有辦法正常收縮跟舒張，很容易引發血液滯留在左心房的心耳內並形成血栓。這些小血栓如果隨著血流進入到腦部血管就很容易引發缺血性中風。對於那些有心房顫動且又同時罹患心臟衰竭、高血壓、年齡 >65 歲、糖尿病，或是曾經有過中風，短暫性腦缺血或是其他血管疾病的病人，他們都是腦中風的高危險族群，務必要更加小心。

● **短暫性腦缺血**

具有跟缺血性腦中風相似的暫時症狀，短暫性腦缺血發作發生在血液凝塊或碎屑流向部分腦部血管，並且導致大腦的血液供應暫時減少引起的，但是短暫性腦缺血發作並不會造成永久性的傷害，腦部缺血的症狀通常只持續不到五分鐘。

● **出血性腦中風**

當大腦的血管洩漏或破裂時，就會發生出血性腦中風。有很多疾病都有可能影響腦部的血管並且導致腦出血，像是不受控制的高血壓，缺血性腦中風後所導致的腦出血，先天性的腦動脈瘤（血管

壁薄弱且隆起）、創傷（腦部因為外力撞擊）或者是抗凝血劑過量使用時都有可能導致出血性腦中風。

✚ 腦中風發生當下該怎麼辦？

當病人突然咿咿啊啊說不出話來，半身無力，或者是臉部偏癱甚至昏迷，這時要警覺到病人是否發生了腦中風？當懷疑病人發生了腦中風後，最要緊的是趕緊把病人送醫，坊間的手指頭放血不僅沒有療效，也會延誤就醫的時間！

為什麼腦中風要趕緊送醫呢？因為腦細胞非常的脆弱，能夠忍受缺血的時間是所有器官中最短的，所以腦中風有所謂的黃金治療時間，當腦中風發生後三小時內送到醫院。醫師可以趕緊幫病人安排神經學檢查與電腦斷層，並且依據病人的情況給予血栓溶解劑的治療。

> **黃金治療時間：病發三小時內**

此外有些病人像是大血管阻塞，或者是有瀕死的腦組織發生時，醫師也可以搭配更精準的影像學檢查，如腦部電腦斷層，搭配腦灌流造影與介入性導管，來深入病人的顱內血管取出血栓，進而改善病人的預後與降低腦中風的後遺症。

● 導管介入顱內血管治療腦中風的準則

根據美國心臟及中風醫學會（AHA/ASA）在 2015 年 6 月所發表的腦中風治療指引，急性中風經由導管進行顱內血管取栓治療已經正式被納入指引中。指引內的相關準則如下：

1. 符合靜脈施打血栓溶解劑的個案應先施打血栓溶解劑
2. 進行介入性導管取栓治療的病人原本功能應接近正常（Modified Rankin 分數 0 到 1 分）
3. 為前循環（前腦）大動脈阻塞的病人（非後腦及腦幹中風）
4. 病人年紀 >18 歲
5. NIHSS 分數指標 ≥6 分
6. 腦部電腦斷層 ASPECT 分數指標 ≥6 分
7. 腦中風發作至病人送至醫院到達導管室進行介入性導管的血管穿刺時間應小於 6 小時
8. 應盡量完全打通血管至 TICI 分數指標為 2b/3

● 腦中風發生超過 6 個小時的導管治療

雖然腦中風發作至病人接受介入性導管治療應小於 6 小時內，根據最新的研究，現在醫師已經可以藉由電腦斷層或核磁共振，再加上腦灌流造影的影像，與電腦自動分析軟體來評估腦中風超過 6 小時的病人是否適合接受介入性導管的治療。臨床上，醫師通常會

讓那些中風體積小，但是缺血體積大；或者是中風範圍小，但是症狀嚴重的病人在超過 6 小時後仍接受介入性的導管治療。根據 2018 年初美國心臟及中風醫學會共同發表的急性腦中風治療指引，目前已經正式將動脈內導管取栓術列入發作超過六小時至二十四小時內的前循環大血管堵塞的急性腦中風標準治療。

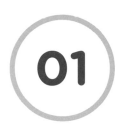

如何預防？

　　腦中風常與老年人的慢性疾病有關，像是我們熟知的三高，高血壓、高血糖、高血脂都跟腦中風的發生有關。另外，頸動脈狹窄或心房顫動，都會造成血栓的脫落阻塞腦血管，也與腦中風的發生有直接的關聯性。所以老年人如果有上述幾項慢性病的話，需要好好遵照醫囑並且服用藥物來讓自己的慢性病獲得良好的控制。除此之外也可以藉由一些生活方式的改變來預防腦中風的發生，像是規則的運動，控制體重避免肥胖，少鹽少脂肪飲食、戒菸、戒酒，以及遠離毒品，這樣就可以避免腦中風找上身。

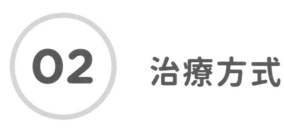 治療方式

使用導管來治療急性中風,跟心導管檢查的步驟一樣。

① 局部麻醉

醫師先在病人的鼠蹊部尋找適當的穿刺部分先施打局部麻醉藥品後再進行股動脈穿刺。

② 找出阻塞位置

在 X 光的導引下把導管輸送到頸動脈,並經由頸動脈攝影,找出阻塞血管的位置。

③ 取出血栓

把導線跟微導管穿過阻塞的部分，釋放出金屬撈網把血栓拉入
導管內來把血栓拿出體外。

　　整個手術結束後，病人會被送去加護病房觀察神經學症狀，並
且視情況安排電腦斷層、核磁共振等影像學檢查。通常術後若無腦
出血，或者其他併發症的話，差不多兩至三天後病人會被轉至普通
病房。

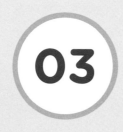 治療風險

腦出血是腦中風的嚴重併發症！腦中風裡最嚴重的併發症就是腦出血了！由於腦中風後的腦組織非常的脆弱，假如病人又同時接受血栓溶解劑的治療，有些病人可能會發生腦出血！包括突然打通血管，血流灌進去受傷鬆軟的腦組織，進而引起出血，或者是取栓治療的器材去弄破了腦血管等等因素。

此外，這類型的腦出血很容易引起腦水腫、腦室壓迫、腦壓升高，嚴重的病人甚至會昏迷或者死亡。也因此腦中風的病人都需要加護病房或者是生命跡象監測器，來密集追蹤病人的臨床變化。

假如病人不幸在腦中風後又併發腦出血的話，醫師會評估影像學檢查的結果適時的給予降腦壓的藥物，或者跟家屬討論是否需要緊急顱內手術來降低病人的腦內壓。

其他的治療風險就跟一般的心導管一樣，包括鼠蹊部傷口的出血、不預期的小中風，或是動脈栓塞等，但除腦出血外都是可逆且不嚴重。

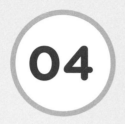 # 注意事項

　　不是每一位急性缺血性中風的病人都需要進行心導管腦動脈取栓治療，目前 3 小時內治療還是以靜脈血栓溶解劑爲主，但大面積中風還是適合取栓手術，這需仰賴神經科醫師及放射科醫師判斷及腦部循環電腦斷層檢查。

　　超過 6 小時腦中風，若仍有存活腦細胞的可能，有經驗的神經放射科醫師還是會選擇執行取栓手術，但是這一做法在國內尚未普及，這需要依賴神經科醫師臨床診斷及影像學檢查。

醫師小叮嚀

中風發生的當下趕快就醫是最重要的，要爭取黃金治療時間，越早打通越好，最好從發生到三小時內打通，神經學症狀或癱瘓有機會恢復。

目前取栓治療主要是執行前循環腦動脈，也就是大腦的前中半部大血管爲主，後腦部分，包括小腦或者是腦幹的腦栓塞，目前是沒有辦法常規使用取栓治療。最後，需要病人的配合復健治療，包括物理治療、職能治療，及定期回診服用抗血小板或抗凝血藥，方能維持最佳治療效果以避免下一次腦中風。

案例分享

　　張先生是一位 66 歲男性，有高血壓及糖尿病病史，平時在診所規則控制。他有時會覺得心臟跳動不規則，但一下感覺就過了，他也不以為意，依舊過著正常生活，也沒向醫師報告這些症狀。

　　就在今年 5 月的某一天，他感到右側肢體無力，由於家裡離醫院較遠，而且他想說一下子會恢復，因此並未立刻就醫。但是，當他的兒子一回到家得知父親症狀後，馬上警覺是腦中風，趕緊叫了救護車將他送到醫院急診室。

　　到醫院時，醫師發現他右手及右腳只能稍微移動，且張先生說話口齒不清，醫師馬上幫他安排電腦斷層，結果沒有腦出血，因此診斷是缺血性腦中風，但是距離症狀發作時間已超過 3 小時，急診醫師幫他照會神經科醫師，並加做腦灌注電腦斷層（perfusion CT），結果顯示是左腦腦部顳葉、頂葉及部分額葉腦部血液灌流極差，診斷是大片腦中風，且是中腦動脈阻塞。

　　由於過了打血栓溶解劑的黃金 3 小時，因此神經科醫師決定幫張先生做腦部取栓手術。在說明腦出血及恢復機率後，張先生被送入血管攝影室。經由股動脈穿刺，將導管放置左頸動脈造影，醫師發現張先生左中腦動脈完全阻塞。因此透過導絲，醫師將微細導管

送入中腦動脈口，並用網狀金屬做機械取栓，結果一條血栓被金屬纏繞出來並取出體外，取栓後，中腦動脈恢復血流。

手術後張先生被送入加護病房，此時感覺右邊無力稍微改善，已能抵抗重力，且說話清楚多了。在加護病房心電圖監測時，發現張先生有多次陣發性心房顫動現象。術後第三天磁振造影發現中腦動脈支配區域有梗塞現象，但區域比預期小很多。

張先生被轉入普通病房繼續照顧，除了控制血糖外，醫師也加了新型抗凝血劑以預防再次中風，並照會復健部。在物理治療師協助之下，張先生能夠下床慢慢走動，同時職能治療師也幫助張先生日常生活自理，語言治療師在評估吞嚥功能恢復後，讓張先生經口進食，並協助張先生發音改善。在神經科及復健科照護之下，張先生在出院時已能自理生活，並獨力行走 50 公尺以上。張先生出院時被囑咐一定要按時服藥並復健。

經此教訓，張先生到處告誡街坊鄰居腦中風的早期症狀，及心房顫動的早期篩檢，以避免相同的事件發生！

腦中風與頸動脈狹窄的關聯

提到腦中風，就不能不介紹另外一個跟腦中風有直接關聯性的頸動脈狹窄。人體的頸動脈是由主動脈分出左頸動脈與右頭臂動脈幹，其中右頭臂動脈幹會再分出右頸動脈。由於頸動脈是顱內動脈的上游血管，當頸動脈發生嚴重狹窄，或者血管壁內因為有動脈硬化斑塊而有血栓形成時，都有可能因為缺血或血栓的脫落造成腦中風。

當病人經由頸動脈超音波的檢查發現到頸動脈狹窄超過 70% 的話，缺血或血栓的脫落造成腦中風風險增加，就會跟病人討論是否要接受頸動脈支架置放手術來預防腦中風。假如病人之前曾經發生過腦中風，又合併頸動脈狹窄超過 50% 的話，為了避免病人再度發生腦中風的情況。對於這類型的病人，醫師通常也會建議病人接收頸動脈支架的置放。

脖子經常又酸又緊，是不是頸動脈狹窄呢？

常常在門診聽到有病人陳述脖子酸酸緊緊的症狀，就認為自己頸動脈有狹窄。頸動脈狹窄不會造成脖子酸緊或其他脖子相關症狀，通常是沒有症狀，嚴重的狹窄直接造成腦中風，這一點需要特別注意。

高危險族群務必定期檢查：如果有心血管疾病的危險因子，比如說糖尿病、高血壓、高膽固醇、肥胖、抽菸等，需要定期接受頸動脈超音波的檢查，早期發現早期治療，不要等都中風了才知道自己頸動脈有狹窄！

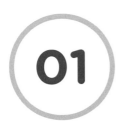 治療方式

頸動脈支架置放手術的方式類似於心導管的檢查，一樣也是在導管室進行的。

① 施打局部麻醉

首先醫師會在病人的鼠蹊部尋找適合股動脈穿刺的部分，並且施打局部麻醉藥品。所以整個手術過程中病人的意識狀態是清醒的。如果手術過程中病人有感到任何不適，可以馬上跟醫療團隊反應，以便即時處理。

② 導管輸送

當醫師把導線和導管經由 X 光的導引輸送到頸動脈狹窄的地方後，會將具有濾網的保護傘導線放置在狹窄處的遠端，並且打開，預防手術進行時斑塊脫落流到顱內血管，馬上造成中風。

③ 支架置放

接著醫師會進行血管攝影，並且把支架定位在頸動脈狹窄的地方，然後利用氣球導管把支架撐開，完成頸動脈支架的置放。

④ 送入加護病房

手術結束後，病人會被送到加護病房作進一步的觀察，以隨時留意病人生命跡象與神經學的變化，必要時醫師也會安排後續的影像學檢查，如電腦斷層、核磁共振造影檢查。

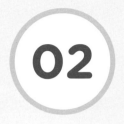

治療風險

1. **心跳或血壓降低：**由於頸動脈支架置放的地方很靠近頸動脈竇，所以常常會刺激到副交感神經，導致病人的心跳或血壓降低的情況發生，所以術後病人需要在加護病房監測生命跡象。一旦發生上述情況便可及時處理，一般來說頸動脈支架置放後所造成的心跳或者血壓降低是可回復的，通常一、兩天後這些情況就會有所改善。

2. **腦出血：**病人在放置頸動脈支架前，由於頸動脈狹窄所以病人會有慢性腦部血液灌流不足的情況。一旦放置頸動脈支架把狹窄處撐開後，腦部的血流量會突然變多，有些病人腦部無法適應這種血流突然增加的變化，就會出現腦出血的情況。這種情況很危急，需要緊急安排影像學檢查再來決定後續處理的方向，例如開刀降腦壓取血塊，或是使用降腦壓藥物來治療。

3. **腦中風：**此外有時在頸動脈支架置放時，雖然有事先放置前面所提到的──附有濾網的保護傘導線，來防止脫落的粥狀

斑塊流到遠端的顱內血管，但是有時還是會有斑塊脫落阻塞
血管發生腦中風的情況，甚至血塊直接在所植入的頸動脈支
架上面形成而脫落阻塞血管，造成術後發生腦中風。再加上
放置頸動脈支架後，病人需要服用抗血小板類的藥物，有可
能會發生腦部出血。

　　有鑑於上述的這些狀況都會引起病人生命跡象或者神經學方面
的不穩定，而且是無法術前精確預期，所以接受頸動脈支架置放手
術的病人，在術後都會被安排至加護病房密切觀察，一有情況發生
就可以馬上處理。

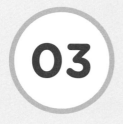

03　注意事項

　　頸動脈支架置放手術需在手術時須配合醫師指令握拳、發聲等，以早期偵測手術中中風，術後會在加護病密切觀察神經學症狀及心跳血壓，有任何手腳無力或口齒不清都須向醫師表示，術後藥物服用也需遵從醫師指示，千萬不可自行停藥。

醫師小叮嚀

頸動脈支架能預防中風之發生及預防二度中風，但是腦中風的原因也可能是心房顫動血栓造成，所以術後藥物調整需要仰賴一系列的檢查。術後醫師同樣會開立抗血小板及降血壓、血脂藥物，也請一定要依醫囑服用，避免再發生狹窄或中風。

腦中風的一些早期症狀，如暫時性腦缺血，也就是病人有中風症狀但迅速緩解，或突發性眼盲等，也請及早就醫，並及時安排如頸動脈超音波等健康檢查。早期發現、早期治療，將會是避免因中風而失能的最佳方法之一。

案例分享

　　王先生是一位 72 歲男性，除了高血壓外沒有其他慢性疾病，但是王先生因為工作的關係，服藥順從性差，所以血壓的控制一直很不理想。有一天王先生在辦公室打字的時候突然發現自己的右手不靈活，而且右腳無力。他把這個情況告訴同事，他的同事懷疑會不會是腦中風，於是趕緊撥打緊急電話，請救護車把王先生送到醫院治療。

　　王先生在急診室接受一系列的神經學與影像學檢查後，臨床症狀有好轉，並且被診斷暫時性的缺血性腦中風。醫師後續追蹤王先生的頸動脈超音波時發現他的左內頸動脈有 80% 左右的狹窄，於是討論後決定讓王先生接受頸動脈支架置放手術。在手術過程中，醫師要求王先生覆誦數字「1、2、3」，並且讓他手捏氣球，以確認王先生是否在手術過程中發生腦中風。

　　手術結束後，王先生被轉至加護病房繼續監測生命跡象與神經學檢查。在加護病房這段期間，王先生只有收縮壓降至 90 毫米汞柱，但是他的四肢肌肉力量與神經學檢查都是正常的，在給予藥物之後，王先生的血壓慢慢回穩，並且在術後第二天轉至普通病房且順利出院。由於王先生的頸動脈有放置支架，所以醫師在王先生出院前開

立抗血小板藥物，讓王先生帶回家服用以減少頸動脈支架內產生血栓及狹窄的機會。醫師更是特別交代王先生這類抗血小板藥物需長期服用以維持頸動脈支架暢通。於是王先生很配合地按醫囑服用降血壓藥物與抗血小板藥物，復原情況良好。

心臟加護病房的病人都是重症病人，病情迅息萬變，常常前一分鐘還可以跟家屬會面談笑，下一分鐘卻因為心律不整需要電擊、心肺復甦術，或是緊急氣管內插管，所以病人需遵從醫囑，不要以為好像沒事就想要提早出院或離開加護病房。

別怕！心導管手術 沒那麼危險

心臟加護病房及葉克膜

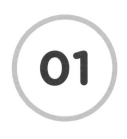 心臟加護病房

有別於傳統內外科加護病房,心臟加護病房專門收治:

1. 心臟急症:急性心肌梗塞、心包膜積水。

2. 心臟血管相關之術後照顧需要:心導管手術、開心手術、大血管手術、心臟移植、心室輔助器。

3. 病況危急:嚴重心律不整、急性心臟衰竭需要使用葉克膜或是主動脈氣球幫浦。

心臟加護病房除了提供 24 小時的醫療照顧外,其他和內外科加護病房一樣,提供人工呼吸器輔助治療、24 小時血液透析,或是血漿置換術解毒等治療。由於心臟加護病房收治的病人生命跡象很不穩定,時常會有不預期的變化,所以除了完善的生理監測裝備來量測病人的生命跡象外,心臟加護病房也會有跨科部的醫療團隊來替病人提供完善的全人醫療。

心臟加護病房的跨科部醫療團隊:由於心臟病的病人病情瞬息萬變,經常需要對致命性的心律不整或其他心臟急症趕緊做出電擊、心肺復甦術或氣管內插管。所以心臟加護病房除了心臟內外科醫師

外，護理師也會對病人的生理數據有深入的瞭解，並且熟悉心電圖跟心律不整的分析，以便在第一時間警覺到病人的變化，可在當下即時做出反應與處理。除此之外，心臟加護病房還有專屬的藥師、營養師與復健科醫師，會依據病人的抽血檢查結果來調整病人的藥物、飲食跟安排後續的呼吸訓練或者是心肺復健。

✚ 心臟加護病房常見的醫療設備有哪些？

除了加護病房標準配備的連續動脈血壓、連續心電圖、連續呼吸速度或者是血氧濃度等監控器外。

心臟加護病房經常使用的醫療設備有：

✚ 心臟超音波

✚ 主動脈氣球幫浦（暫時輔助心臟）

✚ 葉克膜

✚ 左心室輔助器（人工心臟）

另外，由於病人的血液動力學常常很不穩定，所以需要使用：

✚ 肺動脈導管（Swan-Ganz）

✚ 心肺容積監測導管（pulse-induced contour cardiac output, PiCCO）

以監測病人的心臟輸出量，肺水量或是血管阻力來調整心臟藥物的使用。

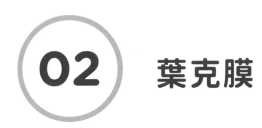

葉克膜

葉克膜（Extracorporeal membrane oxygenation, ECMO）是體外循環換氣裝置的簡稱。葉克膜也就是我們大家俗稱的葉醫師。簡單來說葉克膜是利用體外循環裝置來代替心臟與肺臟的功能。臨床上常用的葉克膜可以分為經由動脈和靜脈的葉克膜（VA ECMO）與經由兩條靜脈的葉克膜（VV ECMO）這兩種。

● **VA ECMO**（Venoarterial extracorporeal membrane oxygenation）

VA ECMO 是經由下腔靜脈把缺氧的靜脈血抽出，血液經過類似心臟的幫浦與類似肺臟的氧氣交換膜進行氣體交換後，再把充氧血打回到股動脈內。所以葉克膜可以暫時代替人體的心臟與肺臟功能來維持人體重要器官的血流和運作。另外，對於心臟無法跳動的病人，心臟內會壓力上升，心臟外科醫師也可能把葉克膜的靜脈管路放置在病人的左心房內來達到左心房減壓的效果。

● **VV ECMO**（Venovenous extracorporeal membrane oxygenation）

跟 VA ECMO 不同，VV ECMO 通常用在心臟功能還可以，但是因為急性呼吸窘迫症候群（Acute respiratory distress syndrome, ARDS）或肺部無法正常運作造成肺部氣體交換不足，血氧濃度過低的病人身上。在放置 VV ECMO 的過程中，醫師會把缺氧血從股靜脈抽出，血液同樣經過葉克膜的幫浦跟氧氣交換膜進行氣體交換後，再把充氧血打回上腔靜脈內。

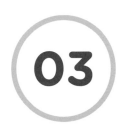

哪些病人適合使用葉克膜呢？

　　葉克膜雖然可以代替心臟跟肺臟的功能，以維持人體重要器官的血流和基本運作，但是葉克膜只是短暫用來維持病人生命跡象的設備，可以讓病人獲得喘息的時間來接受或等待進一步的治療，像是心導管手術、冠狀動脈繞道手術、換心，或者是等待病人的心臟或肺部功能在藥物的治療下獲得改善。臨床上葉克膜適合用於下列這些病人身上：

➕ 心因性休克

1. 心臟手術重建後，可回復的暫時性心臟功能障礙
2. 準備心臟手術、心室輔助器，或心臟移植時暫時替代心臟的功能
3. 可回復性的心肌病變
4. 肺栓塞

5. 急性心肌梗塞合併心因性休克
6. 其他心因性休克

✚ 呼吸衰竭

1. 血氧濃度過低，已排除可逆或可移除因素
2. 二氧化碳滯留且造成血行動力學不穩，已排除可逆或可移除因素
3. 等待肺臟移植

✚ 小兒及新生兒

1. 吸入性胎便肺炎症候群（Meconium aspiration syndrome, MAS）
2. 呼吸窘迫症候群（Acute respiratory distress syndrome, ARDS）
3. 先天性橫膈膜疝氣（Congenital diaphragm hernia, CDH）
4. 新生兒頑固性肺高壓（Persistent pulmonary hypertension of neonate, PPHN）

➕ 其他

1. 呼氣道外傷

2. 極低體溫（核心體溫小於 30℃）

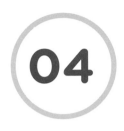

使用葉克膜的禁忌症

✚ 絕對禁忌症

1. 惡性腫瘤末期
2. 不可逆或不可恢復之腦病變
3. 不可逆或不可恢復之心、肺疾患且不適合做臟器移植者
4. 不可逆或不可恢復之多重器官衰竭

✚ 相對禁忌症

1. 不可控制之出血
2. 不可控制之感染
3. 重度免疫不全之患者
4. 持續進展之退化性全身性疾病

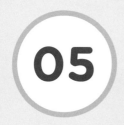

葉克膜術前與術後應注意事項

　　臨床上需要使用葉克膜的病人通常都非常的危急,像是心跳突然停止、心室顫動、急救與心肺復甦、嚴重心臟衰竭,或呼吸衰竭的病人,葉克膜通常都是在這種危急的狀況下,快速且急迫地由心臟外科醫師與體外循環師在急診室、加護病房、導管室或者是開刀房緊急放置。

　　在放置葉克膜後,病人通常都會在加護病房由整個醫療團隊繼續照顧,並且依據病人的病情來調整葉克膜幫浦的轉速,監控管路有無空氣進入及監控氧合的功能。由於使用葉克膜的病人須同時使用抗凝劑來預防管路的栓塞,所以醫療人員也會密集的抽血檢查,以監測病人凝血功能及監測是否有出血的情況發生。

　　其他可能發生的併發症:

＋ 出血

＋ 傷口感染

＋ 腦中風(血栓)

＋ 血管破裂

✚ 下肢動脈栓塞

由於這些併發症都很嚴重，病情嚴重時甚至可能需要緊急開刀來處理，這也是為什麼接受葉克膜治療的病人都會在心臟加護病房進行術後的照顧，等待病情好轉早日移除葉克膜。

醫師小叮嚀

在新聞媒體的渲染下，很多家屬都會對葉克膜有過多的期待，以為葉克膜可以治百病！事實上，葉克膜雖然可以短暫的代替心肺功能，但是葉克膜並不能根本治療病人的疾病，葉克膜只是過渡的醫療行為，可以替病人爭取更多的時間，讓他的疾病能夠獲得進一步的治療與控制。另外，葉克膜也有可能會發生不可預期的嚴重併發症，這些都是家屬在接受病人放置葉克膜前所需要知道的。

案例分享

　　謝先生是一位 45 歲男性，平常在保險業上班。謝先生雖然有運動的習慣，但是因為需要應酬的關係，所以抽菸喝酒樣樣來。有一天，謝先生在慢跑的時候突然大叫倒地，剛好路旁有民眾發現馬上連絡 119 並且幫謝先生做心肺復甦術。在救護人員到達接手心肺復甦術後就趕緊把謝先生送到醫院。

　　在急診室時，心電圖顯示謝先生的心律為心室顫動，於是醫療團隊馬上給予謝先生電擊，但情況並未改善，仍持續心室顫動、沒有血壓，於是醫療團隊馬上連絡心臟外科醫師幫謝先生放置葉克膜，並且安排緊急心導管手術。

　　導管手術發現謝先生的左主幹冠狀動脈被血栓完全塞住。在抽取血栓、氣球擴張，放置冠狀動脈支架後，謝先生的左主幹冠狀動脈血流終於回復正常。導管手術後，謝先生被轉入心臟加護病房繼續治療，由於謝先生有使用葉克膜的關係，所以醫療團隊每 6 個小時抽血檢測謝先生的凝血功能，以減少葉克膜併發出血及血栓的情況發生。在心臟加護病房這段期間，謝先生的病情也逐漸改善，葉克膜很順利的在心導管術後第 5 天移除。

　　經過這次事件後，謝先生出院後再也不抽菸喝酒了，並且規則的服用醫師開立的藥物，以減少冠狀動脈支架再次發生栓塞與狹窄。

心血管 Q&A

Q1 平時的收縮壓在 140-160 毫米汞柱左右，但是人沒有感覺不舒服，需要吃藥控制嗎？

　　高血壓是產生心血管疾病的頭號元凶，然而它可能因為沒有產生特別症狀而讓病患忽略了它的存在，長期處在高血壓的狀態會對全身的血管內皮產生損害，進而導致器官功能開始出現異常，例如心臟、腎臟、眼睛、腦血管等器官，而損害病患健康，所以當出現不舒服時，器官功能常常已經有了一定程度的損害，有時甚至是不可逆的，所以根據中華民國心臟學會的高血壓治療指引，平時就應該養成居家定期測量血壓的習慣，並保持血壓在一定的標準以內，而這個標準則根據病患身體狀況而有所不同，舉例：當病患本身患有糖尿病、冠狀動脈心臟病、慢性腎臟病合併蛋白尿時，血壓的標準就會比較嚴格，血壓應該控制在 130/80 毫米汞柱以下，而非一般所熟知的 140/90 毫米汞柱。（詳細的血壓標準，可翻閱本書 177 頁）

Q2 年紀大了，血壓 140-160 應該沒關係？

　　隨著年紀增加，動脈硬化程度加重，收縮壓達到高血壓標準的比例也自然地跟著增加，然而老年人的高血壓應該控制在什麼標準以內，目前尚未有一個適用於所有病患的標準，根據大型研究，即

使是 70 到 80 歲以上的老年人，如果能把收縮壓控制在 120 到 130 毫米汞柱以下，比起只把血壓控制在 140 到 150 毫米汞柱以下將更能降低心血管的風險，但可想而知，太過積極地控制血壓也會增加低血壓、頭暈等副作用的機會，所以控制的標準還是因人而異的，必須考量每個老年人帶有的共病和對藥物的適應程度來做調整，然而讓收縮壓處在 140 到 160 毫米汞柱還是帶有風險的。

Q 3 | **有在吃血壓藥，平時沒有什麼不舒服，所以就沒有量血壓可以嗎？**

　　過往門診中，醫師在診間幫病患測量的血壓最近被發現不比病患在家中自行測量的血壓值能預測病患的心血管風險，尤其病患在醫院診間常因為情緒和環境的干擾而導致白袍高血壓，使測得的數值高於實際情形而影響醫師對血壓的判斷，如果病患平時沒有養成量血壓的習慣，只有在身體不舒服時才測量血壓，也不能反應大多時候的血壓狀況，所以中華民國心臟學會的高血壓治療指引建議，應盡量按照「722」原則自我觀察居家血壓值，7 代表最好每周能連續測量 7 天的血壓值，而每天測量 2 個時段，分別是早上起床一小時內的血壓，且須在進食和服用任何藥物前，另一次是在晚上睡前一小時內測量，而每個時段最好至少測量 2 次以上並把測得的數值取平均值來記錄。

Q4　心血管疾病患者平時生活飲食上應注意什麼？

在飲食方面，應該保持少糖、少油、少鹽的原則進食，攝取充份的全穀類食物，並採取接近「得舒飲食」原則的飲食內容，例如澱粉類應多選擇全穀根莖類的食物、多攝取蔬菜和水果、選用低脂的乳製品、少吃紅肉（例如牛、豬等）改吃白肉（例如雞、鴨、魚等）、以及適量攝取堅果類。

Q5　什麼是穩定型心絞痛？

穩定型心絞痛（Stable angina）聽起來好像很複雜，但是實際上並不難理解，根據美國心臟學會的定義，只要因為冠狀動脈阻塞導致心肌細胞沒有得到充足的血流所引發的胸口痛，我們都可以稱之為心絞痛。

心絞痛常見的位置通常在左前或正前胸口處，有時也會延伸到頸部、下顎、左肩膀或者是左手臂等處。發作時病人會感到胸口好像被一個重物壓住的感覺，悶悶的，好像有一口氣吐不出來。而這種不舒服的感覺通常在爬樓梯、搬重物、運動中，或者是在有壓力的情況下或生氣時會比較容易發作。除此之外早晚天氣變化，太冷

或太熱也有可能會誘發心絞痛。通常心絞痛的不舒服感覺不會持續太久，病人坐下來休息一下後症狀就會改善許多。穩定型心絞痛就是這種可以靠休息或者藥物治療來緩解不舒服症狀的心絞痛，一般來說穩定型心絞痛持續的時間不會超過五分鐘。這些症狀的描述很重要，因為胸痛的原因非常的多，要靠這些典型的症狀來判斷是不是心絞痛。

Q6 穩定型心絞痛的病人是吃藥好還是做導管好？

臨床上遇到這類病人，通常醫師會先開立一些讓冠狀動脈擴張及減低心臟負擔（比如讓心跳變慢）的藥物來改善病人的症狀，或者是抗血小板的藥物來減少血栓的形成，並且安排運動心電圖、心臟超音波，或者是影像學檢查來評估病人冠狀動脈狹窄程度及心臟功能。當病人發作的次數變得比較頻繁，或者胸口痛的症狀比之前更加嚴重，甚至對藥物治療沒有效果或是出現左心室功能異常的症狀時，這個時候介入性的心導管檢查與治療倒是不錯的選擇。

Q 7 適合做心導管的適應症有哪些？

除了剛剛所提到的穩定型心絞痛變得不穩定外，像是發作頻率增加，症狀變得更嚴重，或者是藥物治療沒有效果，還有下列這些情況我們也會建議病人做心導管：

1. 心絞痛併發其他左心室或心臟功能變差的症狀像是頭暈、昏倒、喘不過氣、呼吸急促，無法平躺需要端坐呼吸或者是心律不整等。

2. 運動心電圖、心臟超音波或者影像學檢查發現冠狀動脈可能阻塞很嚴重時。

3. 急性心肌梗塞（包括心電圖呈現 ST 段上升 [acute ST-elevation myocardial infarction, STEMI] 或無 ST 段上升 [acute non-ST-elevation myocardial infarction, NSTEMI]）。

Q 8 心導管有哪些禁忌症？

在進行心導管檢查時，醫師會施打抗凝血藥物來避免血栓形成所導致的術中腦中風，而且如果醫師發現病人的冠狀動脈有嚴重狹窄需要做進一步處理時，可考慮氣球擴張術，或冠狀動脈支架置放術，病人後續都需要長期服用抗血小板藥物來避免支架內再度狹窄。

所以如果病人有嚴重或甚至危急生命的出血情況，或者是沒有辦法長期接受抗血小板藥物治療，像是無法治癒的慢性嚴重出血。這種病人就不太適合接受心導管的檢查與治療。另外假如在心導管檢查後發現病人有多條冠狀動脈嚴重狹窄，甚至合併左主幹冠狀動脈狹窄，而且病人又同時合併有多種慢性疾病，經醫師評估後覺得心導管治療會有很大的風險時，這個時候醫師就會和病人與家屬討論冠狀動脈繞道手術的可行性。

Q9 導管術前需要停用抗凝血藥或抗血小板藥嗎？

抗凝血藥及抗血小板藥統稱為抗血栓藥物，分別可以預防靜脈系統及動脈系統血栓產生，二者都會增加出血風險。到底要服用哪一種抗血栓藥物在不同的心臟病有所不同。

導管手術時，導管及氣球、支架等器材會經由導管鞘放入血管內，手術過程中可能產生血栓，另外由於導管手術的傷口較小，大部分的導管手術術中出血的風險偏低，所以如果病患在手術前有在吃抗凝血藥或抗血小板藥物的話，一般是不需要停藥的，然而目前的抗凝血藥及抗血小板藥種類越來越多，所以不能一概而論，是否停藥還須依據所做的術式、不同的藥物種類和醫師做討論。

Q 10　心導管支架有什麼選擇？

　　當冠狀動脈出現嚴重狹窄時，醫師會評估病患的症狀嚴重程度、受影響的缺血心臟範圍以及病患所處的心血管風險高低，來決定是否要執行支架置放手術，目前市面上最常用的支架有二種，維持血管長期暢通效果較好的是塗藥支架，也就是在金屬的支架表面塗上一層抗細胞組織增生的藥物，來減少血管內壁細胞接觸到支架時產生的增生反應，進而減少支架內再狹窄的機率，目前市面上的塗藥支架，在放置一年內發生支架內再狹窄的機率皆在百分之十以下，然而病患需要負擔的費用較高；第二種支架則是所謂的裸金屬支架，或俗稱健保支架，這種支架的金屬結構上就沒有塗抗增生的藥物，是早期就常使用的支架，然而因為放置一年內支架內部再狹窄的機率高達百分之 20 到 40，所以目前已經漸漸被塗藥支架所取代，其好處是價格比較便宜，大部分的費用會由健保負擔，病患需要負擔的花費比較少。（詳細的支架種類介紹，可翻閱本書 064 頁）

Q 11　放了支架以後可以不用吃藥嗎？

　　最常見需要放支架的原因是動脈血管壁產生粥狀動脈硬化，此時血管壁中會堆積許多壞的膽固醇、發炎細胞和細胞間質，而使血

管壁的厚度向內增厚，減少了血液在血管內能夠流通的空間，造成血管狹窄，一般需要放支架來改善血流的狹窄程度是百分之 70 以上的狹窄，而在左主冠狀動脈則是狹窄百分之 50 以上就需要放支架來增加血流量，小於這個程度的狹窄大多不需要放支架，只要按時服用抗血小板藥物，例如阿斯匹靈（aspirin）、保栓通（clopidogrel）等藥物，並透過飲食、運動及藥物控制好高血壓、血糖及高血脂，就可以大幅減少動脈硬化惡化的進展，換句話說，既然支架不可能覆蓋所有動脈硬化的部位，當然就不可能取代平時該服用的藥物，此外，放入支架後的頭數個月，一定要服用適當的抗血小板藥物，以免剛放入的支架產生支架血栓，而把原本剛撐開的血管又堵塞了。

Q 12　放了支架以後需要更換嗎？

　　塗藥支架或金屬支架放進血管後，會於狹窄處被氣球撐開，讓支架能夠鑲嵌在狹窄處血管的內壁，來維持固定的血管內徑，如同隧道開通時的支撐骨架，經過數個月之後，支架結構會被增生的血管內皮細胞覆蓋，支架的結構就成為血管壁的一部分，不能取出來，所以也不用更換，會永久成為身體的一部分，而前幾年曾經風行於醫療的生物可吸收支架，本身的材質屬於可被身體組織吸收的聚合物或金屬，在接觸血管內皮數個月至數年的時間後，會被血管壁的

細胞分解吸收,不會永久留在血管壁中,然而生物可吸收支架目前於國內尚未累積眾多經驗,並未被常規使用於病患,待更多國內外臨床試驗與經驗證實其療效和安全性時,或許未來有可能在市面上普及。

Q13 放了支架以後可以運動嗎?

由於支架是用氣球高壓撐開並鑲嵌在心臟血管的內壁上,並且心臟受到胸肋骨的保護,所以除非是非常大的外力影響,否則支架在體內是不會產生位移的。

Q14 導管手術後需要多久恢復時間?有什麼要注意的?

導管手術的傷口很小,直徑約 2-3 mm,一般術後約 2 到 3 天就會結痂,目前大部份的手術部位都在手腕處的橈動脈,手術結束後一般會以加壓止血帶進行止血,建議一週內盡量不要提重物,或是做太激烈的活動,當手術中遇到橈動脈痙攣導致導管無法順利進入身體內時,或手術需求要用到比較複雜的器材時,則需要從鼠蹊

部的股動脈置入導管鞘，此時術後拔除股動脈處導管鞘時需要平躺並用砂袋加壓 4 到 6 個小時才可以坐起，並再休息 4 到 6 個小時後才可以下床活動，對病患而言長期臥床增加不適，如果使用特殊的自費止血器材，在手術結束時進行止血的話，可以把臥床時間由原本的 10 個小時縮短爲 4 個小時，增加病患的舒適感，然而即便使用了止血器，一樣在術後一週內應盡量減少太激烈的活動，以免尚未癒合的傷口裂開再次出血或產生局部血腫。

Q 15　爲什麼心律不整需要電燒呢？

　　心臟病除了常見的冠狀動脈疾病外，另外一類最常見的就是心律不整。正常的心跳是經由一個複雜的傳導系統來刺激與控制心臟收縮。當這個傳導系統出問題時，心跳就會不規則，這個時候我們就稱爲心律不整。當心律不整的藥物治療效果不佳，或者是臨床症狀可能會影響到病人生命跡象時，醫師就會安排一系列的檢查，並且跟病人與家屬討論電氣燒灼術（俗稱電燒）的可行性。

　　心臟科的電燒手術即是利用電燒導管的前端電極來加熱，並且破壞造成不正常傳導的心臟組織以達到治療心律不整的目的。除了傳統的加熱型電燒導管，目前還有冷凍氣球電燒導管可以把造成不

正常心律的心臟組織冷凍到零下 40 至 55 度來進行冷凍消融術，而這種利用液態氮的冷凍消融也是屬於治療心律不整心導管手術的一種。臨床上常見下列幾種心律不整可能會需要使用到電燒或心導管來治療，像是上心室頻脈、心房顫動、心房撲動或者心室頻脈。電燒手術不只可以改善這些病人的症狀甚至也可以預防猝死的發生，所以電燒對於治療心律不整是很重要的一個手術。

 ## 16　什麼是心律調節器？

　　當病人因為心跳過慢且有臨床症狀時，醫師就會幫病人安排一系列的檢查，以排除導致心跳過慢的可逆性因素，並且評估病人是否適合接受心律調節器的治療。心律調節器在構造上包括含有電池調節器本體跟刺激心臟跳動的電極線。由於心律調節器能夠針對病人的情況穩定的輸出電流來刺激心臟跳動。所以心律調節器對於那些心跳過慢，而且沒有辦法經由藥物治療來改善臨床症狀的病人是很好的治療方式。置放心律調節器時，心臟科醫師會把含有電池的調節器本體埋在病人鎖骨下方的皮下囊袋內，並且經由鎖骨靜脈把電極線安放在心臟腔室內的適當位置，以達到最好的治療效果。目前心律調節器的手術方式相當成熟，而且隨著醫療的進步，有更多先進的心律調節器問世，對於心跳過慢的病人是一大福音。

Q17 安裝心律調節器後能夠使用手機嗎？

　　一般手機的電磁波並不會影響心律調節器的功能，但是最好使用心律調節器的另一側耳朵來接聽手機。另外手機不要放在胸前衣服的口袋內，以避免干擾心律調節器的運作。除了手機外，一般家裡常用的電器通常不會影響心律調節器的功能。但是有一點要特別注意的是，當安裝心律調節器後如果遇到要接受核磁共振影像學檢查時，一定要告知醫療人員有裝置心律調節器的病史，並且把記載心律調節器的廠牌跟型號的小卡提供給醫療人員。一定要確認體內的心律調節器是不會被核磁共振檢查所干擾的機型才可以接受核磁共振檢查！

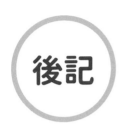

後記

　　當初起心動念要寫一本介紹心導管治療的書，是因為平日在向門診病患及家屬解釋心導管手術時，發現大部分的民眾對於心導管的認識僅局限在「通血管」及「放支架」，對於心導管手術的必要與否、益處及風險卻知之甚少。在醫界前輩的鼓勵和期許之下，下定決心要編撰一本中文的書籍，向民眾詳細介紹心導管治療的全貌。在編撰的過程，如何將平日常用的英文專有名詞轉變成民眾可理解的中文語句是最值得斟酌的。幸賴平時民眾衛教講座的經驗，及各處的醫學中文演講經歷，能夠找出最適當的語詞來向讀者介紹。不過在繁忙的教學研究和臨床服務下，編寫這本書著實仍是不小的負擔，所幸在一年的努力下，終於實現了出書的規劃。

　　心臟房間的房門代表心臟內的瓣膜，用久了會遇到門關不緊或是打不開的情況，也就是心臟瓣膜閉鎖不全或是瓣膜狹窄的問題；以前嚴重的瓣膜疾患都必須求助於心臟外科安排開心手術置換或修補瓣膜，近年來介入治療也進展到利用心導管從事瓣膜修補或置換的醫療，免除病患接受開心手術的大刀。總而言之，心導管技術的

進步日新月異，能夠處理的心臟疾患越廣泛，也越複雜。

　　這本書應該是市面上對心導管手術講述最完整及最詳實的中文書籍。文中不僅包括最常見的冠狀動脈介入治療、心律不整電燒手術、下肢動脈導管治療及心律調節器／去顫器治療，還有目前發展迅速的結構性瓣膜心臟疾病導管治療、腎動脈高血壓治療及腦血管疾病的治療（顱內取栓及左心耳封堵器置放）。因為所橫跨的領域眾多，本人也多次拜訪各領域的專家請益，藉由各專家臨床上的豐富經驗，提供給讀者最新及最完整的資訊。所謂隔行如隔山，相信這本書的完成，能夠幫助不僅是民眾，還有其他非心臟專科的醫師對心導管治療有深入完整的瞭解。期待其他科別的醫師，認同作者編撰本書的初衷，有機會也能將自己專長熟悉的醫療領域編寫成書，利用深入淺出的敘述讓台灣的民眾能夠更清楚瞭解現代醫療的進展和全貌。

　　本書的完成，要感謝眾多學生的幫忙體諒、家人對我的支持。編撰出這本書的心情，比平時論文被國際英文期刊接受還要來的喜悅和有成就感。希望每位讀者都能從本書得到滿意的收穫。

心臟不會跟你說謊

台大心臟科權威蔡佳醍醫師
帶你認識那些你應該知道的心臟大小事

作 者	蔡佳醍
發 行 人	林敬彬
主 編	楊安瑜
編 輯	高雅婷
行銷經理	林子揚
行銷企劃	戴詠蕙、趙佑瑀
內頁編排	李偉涵
內頁繪圖	黃詩羽
封面設計	陳語萱
編輯協力	陳于雯、高家宏
出 版	大都會文化事業有限公司
發 行	大都會文化事業有限公司
	11051 台北市信義區基隆路一段 432 號 4 樓之 9
	讀者服務專線：（02）27235216
	讀者服務傳真：（02）27235220
	電子郵件信箱：metro@ms21.hinet.net
	網 址：www.metrobook.com.tw
郵政劃撥	14050529 大都會文化事業有限公司
出版日期	2023 年 01 月初版一刷 · 2023 年 03 月初版三刷
定 價	420 元
I S B N	978-626-96669-4-2
書 號	Health⁺188

First published in Taiwan in 2023 by Metropolitan Culture Enterprise Co., Ltd.
Copyright © 2023 by Metropolitan Culture Enterprise Co., Ltd.
4F-9, Double Hero Bldg., 432, Keelung Rd., Sec. 1, Taipei 11051, Taiwan
Tel:+886-2-2723-5216   Fax:+886-2-2723-5220
Web-site:www.metrobook.com.tw   E-mail:metro@ms21.hinet.net

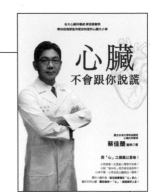

國家圖書館出版品預行編目（CIP）資料

心臟不會跟你說謊：台大心臟科權威 蔡佳醍醫
師帶你認識那些你應該知道的心臟大小事 / 蔡佳
醍著 . -- 初版 . -- 臺北市：大都會文化事業有限公
司 , 2023.01
240 面 ;17×23 公分

ISBN 978-626-96669-4-2(平裝)

1. 心臟病 2. 心血管疾病
415.31   111019622

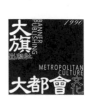